Christopher Vasey

Das Blutgeheimnis

Entschlüsselung des Lebens

EDITION EVA HERMAN

Umschlag:
Konzeption, Design & Illustration: Robert A. Lau
Satz & Realisation:
B R A I N G E N C Y*
Design + Werbung GmbH, Germany
www.braingency.de

Verlag:
Edition Eva Herman
P.O. Box 66
Cleveland, Nova Scotia B0E 1J0, Canada
info@eva-herman.net
www.eva-herman.net

Druck und Vertrieb:
Amazon Media EU S.à r.l.
5 Rue Plaetis, L-2338, Luxembourg

ISBN: 978-1-9990215-4-2

Der Verfasser orientiert sich bei Aussagen,
die über den allgemeinen Kenntnisstand
hinausgehen, an dem im Werk
Im Lichte der Wahrheit, Gralsbotschaft
von Abd-ru-shin, vermittelten Wissen.

Inhalt

Einleitung

Blut ist »ein ganz besonderer Saft«. Nicht erst, seit Goethes Mephisto in der Faust-Tragödie diesen Satz prägte, weiß man im Volksmund um die überragende Bedeutung des Blutes. Seit jeher verbindet man es mit dem Leben selbst, denn ohne Blut wäre das menschliche Leben auf der Erde nicht vorstellbar.

Sogar in der heutigen Zeit, in der die Wissenschaft den »besonderen Saft« weitgehend entzaubert hat, in der Blutanalysen, -konserven und -transfusionen zum medizinischen Alltag gehören, hat sich das Blut sein Geheimnis bewahrt. Immer noch umgibt es die »Aura« des Besonderen, manche Menschen sehen im Blut sogar etwas Unantastbares. Weshalb ist das so?

Die folgenden Kapitel dieses Buches beantworten diese spannende Frage. Sie zeigen, dass das menschliche Blut nicht nur für den physischen Körper, sondern – über die Blutausstrahlung – auch für den seelisch-geistigen Bereich eine entscheidende Rolle spielt. Außerdem wird die große Bedeutung unserer Ernährung für die innere Entwicklung deutlich. Denn aus dem, was wir essen, bildet sich das Blut.

1. Weshalb isst man?

Weshalb isst man? Die Frage erscheint einfach, und niemand wird mit der Antwort zögern, dass wir uns ernähren, weil unser Körper Nahrung benötigt, um zu funktionieren. Genauer gesagt: Er braucht energetischen Kraftstoff (Kohlenhydrate, Fett), um die Bewegung des Körpers (physische Aktivität) zu ermöglichen, die Körpertemperatur aufrechtzuerhalten und um die Stoffe für Aufbau und Erhaltung (Proteine, Mineralien) bereitzustellen, die dem Wachstum und dem Gebrauch der Organe dienen. Die Antwort scheint umso einleuchtender, als wir uns alle bewusst sind, dass es uns auf Dauer nicht möglich ist, nichts zu essen, da unser Körper nicht selbst die Gesamtheit der Kraftstoffe enthält, die er im Laufe des Lebens brauchen wird. Unterstützung von außen ist also unerlässlich.

Nach Meinung vieler Menschen führt ein Verzicht der Nahrungsaufnahme, also hungern, in wenigen Tagen zum Tode. Obgleich das falsch ist, und es mehrere Wochen oder Monate dauert, bis der Hungertod eintritt, bleibt es doch nicht weniger wahr, dass die Ernährung unseres Organismus eine lebensnotwendige Aufgabe ist. Wir essen, um unserem Körper zu ermöglichen, dass er funktionieren kann und auf Lebenszeit erhalten bleibt.

Aber ist das der einzige Grund? Wenn man die verschiedenen Ernährungsweisen untersucht, all die verschiedenen Diäten, die sich von der traditionellen Ernährungsweise unterscheiden, kann man leicht feststellen, dass wir auch aus zahlreichen anderen Gründen essen; dass die Nahrungsaufnahme auch eingesetzt werden kann, um ganz andere Ziele als nur die Ernährung zu erreichen.

So kann zum Beispiel die Ernährung auch ein therapeutisches Ziel haben. »Die Nahrungsmittel sollten deine Medikamente sein«, empfiehlt Hippokrates, ein Urahn der Medizin. Tatsächlich werden zahlreiche Nahrungsmittel laufend wegen ihrer heilenden Wirkungen genutzt: Spinat und Eier gegen Anämie, Reis bei hohem Blutdruck und Nierenbeschwerden, Backpflaumen bei Verstopfung, Milchprodukte gegen Entkalkung, Kartoffelsaft gegen Gastritis und Magengeschwüre usw. Die Diäten nehmen also einen wichtigen Platz in der Therapeutik ein: eine ballaststoffreiche Diät gegen Verstopfung, eine fettarme Diät bei Herzkranzgefäßleiden, kalziumreiche Kost bei Wachstumsstörungen.

Die Lebensmittel, die für die einzelnen Diäten ausgewählt werden, ernähren den Körper, haben aber gleichzeitig auch eine therapeutische Wirkung. Sie erhalten, unterstützen oder verstärken die Arbeit der verschiedenen Organe.

Die Vorbeugung ist ein anderes Feld, auf dem die Lebensmittel eingesetzt werden können, parallel zu ihrer Aufgabe der Ernährung. Zahlreiche Krankheiten werden durch unangepasste Ernährung verschlimmert, wie zum Beispiel die Zuckerkrankheit durch übermäßigen Zuckerkonsum, Leberprobleme durch übertriebenen Fettverzehr. Andere Krankheiten werden direkt durch Fehlernährung verursacht, wie die Arteriosklerose durch erhöhten Verzehr cholesterin- und fetthaltiger Speisen, bestimmte Arten von Rheumatismus durch einen Säureüberschuss, Immunschwächen durch Vitaminmangel. Wählt man die Lebensmittel überlegt aus, das heißt, indem man spezielle Nahrungsmittelarten, die Beschwerden verursachen, vermindert oder ganz fortlässt, und die fehlenden wieder hinzufügt, ist es möglich, eine wirkungsvolle Krankheitsvorsorge allein durch eine entsprechende Ernährung zu betreiben.

Die Ernährung kann auch einem ästhetischen Ziel dienen: um dem Körper eine besondere Form oder Linie zu geben, die von dem Betreffenden, der die Diät durchführt, als Ideal angesehen wird. Es gibt unzählige Diäten zum Abnehmen, aber es gibt auch Diäten zum Zunehmen, zur Entwicklung der Muskulatur usw.

Die Nahrungsaufnahme wird ganz natürlich von einer gewissen Freude am Essen begleitet. Manchmal kann diesem Vergnügen auch in übertriebener Weise gehuldigt werden, indem man es so stark kultiviert und entwickelt, bis ein Hang daraus wird. Wenn die Mehrzahl der Menschen isst, um zu leben, so lebt eine Minderzahl von ihnen, um zu essen. Die ursprünglich gesunde Freude am Essen verwandelt sich in Essgier, später in Gefräßigkeit. Die Lebensmittel werden nicht mehr genossen, um den Körper zu ernähren, sondern um die Begierden zu befriedigen.

Die geistigen Ziele der Ernährung

Die Ernährung hat nicht immer ein materielles Ziel wie die bisher erwähnten. Sie kann auch ein höheres Ziel haben. In diesem Falle sind die Diäten nicht so sehr auf eine Auswirkung auf den Körper und seine Aktivität hin angelegt, sondern darauf, dem Geist bestimmte Voraussetzungen für sein irdisches Wirken zu schaffen. Meistens handelt es sich dabei um Diäten mit Einschränkungen, das heißt, Diäten, bei denen eines oder mehrere Lebensmittel, die zu der üblichen Ernährung gehören, fortgelassen werden. Es ist sogar gebräuchlich, für eine bestimmte kürzere oder längere Zeit alle Lebensmittel fortzulassen, das heißt: eine Fastenzeit durchzuführen.

Alle großen monotheistischen Religionen kennen eine mehr oder weniger strenge Periode der Enthaltsamkeit, um ein geistiges Ziel zu erreichen. Die Christen haben die Fastenzeit, eine Periode von 46 Tagen der Nahrungseinschränkung und der Entbehrungen, die vom Aschermittwoch bis Ostern reicht. Der Ramadan ist die Zeitspanne von einem Monat, während dem die Muslime zwischen Sonnenaufgang und -untergang nichts essen sollen. Die Juden feiern am 10. Oktober den Jom-Kippur-Tag, das Sühnefest, bei welcher Gelegenheit sie 24 Stunden fasten.

Im Altertum wurde Fasten aus religiösen Gründen bei den Phöniziern, Assyrern, Griechen und den Römern praktiziert. In Ägypten hatten die Kandidaten für die Mysterien von Isis und

Osiris sich durch eine Fastenzeit vorbereitet, die zwischen sieben und 42 Tage dauern konnte. In Griechenland fasteten die Kandidaten der Mysterien von Eleusis sieben bis neun Tage.

Welche Beweggründe gab es für diese Fastenzeiten, welche waren die geistigen Ziele, die man auf diese Weise erreichen wollte?

Aufgrund ihrer einschränkenden Vorschriften hat man mit diesen Perioden des Fastens und der Entbehrungen oft die Vorstellung von Bestrafung und Buße verknüpft, die dem Menschen helfen sollten, für seine Verfehlungen zu sühnen und sich dadurch von seinen Fehlern zu befreien.

Darüber hinaus ist es in der Medizin wohlbekannt, dass Fasten und sehr enthaltsame Diäten eine reinigende Wirkung haben. Physisch wird diese Reinigung in folgender Weise wirksam: Wenn ein Organismus nicht mehr die Nahrungsmittel, die er benötigt, von außen erhält, entnimmt er sie seinem eigenen Gewebe durch Autolyse. Die Autolyse ist ein innerer Verdauungsprozess, der durch körpereigene Enzyme realisiert wird. Wörtlich bedeutet Autolyse Verdauung (lyse) von sich selbst (auto).

Glücklicherweise bewirkt die Weisheit, die die natürlichen Abläufe regiert, dass diese Autolyse der Gewebe sich in intelligenter Weise vollzieht. Die unwesentlichsten Gewebe werden als Erstes autolysiert. So sind es vor allem die Abfälle und die Rückstände des Stoffwechsels (die Gifte) und die kranken Gewebe (Zysten, Fettablagerungen, Tumore), die zuvorderst selbstverdaut werden. Die gesunden Gewebe und die Organe werden erst in zweiter Linie betroffen. Herz und Gehirn ebenso wie die lebensnotwendigen Organe werden sozusagen nicht von der Autolyse erfasst, nicht einmal im Falle des Hungertodes.

Es ergibt sich also, dass die Autolyse die Gifte und kranken Gewebe »verbrennt« und dadurch eine Säuberung des Organismus herbeiführt. Das Blut wird gereinigt und die Organe von belastenden Schlacken befreit. Die Folge davon ist die Heilung zahlreicher Beschwerden, die durch diese unerwünschte Anhäufung von Giften verursacht oder aufrechterhalten werden.

Gleichzeitig mit dieser Reinigung des Organismus scheint auch eine Reinigung auf der Gemütsebene stattzufinden. Fastenzeiten und strenge Diäten stehen in dem Ruf, die Aufnahmefähigkeit für die Umgebung zu steigern, indem sie die fünf Sinne schärfen. In Fastenperioden, die zwischen einer Woche und mehreren Wochen dauern können, beschreiben die Fastenden oftmals, dass ihre Gedanken sich klären, dass sie eine Stärke und Klarheit gewinnen, die sie niemals außerhalb der Fastenzeit gehabt haben. Die Urteilsfähigkeit verfeinert sich ebenfalls, und der Geist öffnet sich für Intuitionen und für plötzlich aufblitzende hilfreiche Warnungen. Spektakuläre Besserungen und Heilungen von Depressionen, Zwangsvorstellungen und sogar von Fällen sogenannter Geisteskrankheiten sind beschrieben worden.

Diese hilfreichen Auswirkungen auf das Gemüt waren sicherlich auch das von den verschiedenen Religionen Angestrebte. Die Reinigung des Körpers führte zu einer inneren Reinigung und machte den Geist bei dem darauf folgenden religiösen Fest aufnahmefähiger und offener. Indem er sich von den Beeinflussungen des Körpers, den Wünschen und Bedürfnissen des Fleisches befreite, wendete er sich dem Erhabenen zu. Der Kontakt mit den überirdischen Kräften fand so leichter statt. Wenn Perioden der Enthaltsamkeit kurzfristig als Vorbereitung auf besondere Ereignisse empfohlen wurden, so haben verschiedene Religionen doch oft auch Ernährungsanweisungen für eine längere Zeit gegeben. Sie alle schienen einen Zusammenhang zwischen der Ernährung und dem geistigen Leben zu sehen und legten ihren Anhängern nahe, sich zunächst mit Ersterer zu beschäftigen, um dadurch das Zweite zu begünstigen.

Tatsächlich liegt die Überlegung nahe: Wenn eine kurze Periode der Enthaltsamkeit sich schon günstig auf die Geisteshaltung auswirken kann, so müsste eine weniger strenge, aber für eine längere Zeit, vielleicht für das ganze Leben angewandte Form einer besonderen Ernährungsweise erst recht vorteilhafte Auswirkungen haben.

Der Einfluss des Fleisches

Dass von diesen anempfohlenen Diäten Alkohol und andere Drogen, die den Einfluss des Sinnlichen verstärken und gleichzeitig die Selbstbeherrschung und das Urteilsvermögen verringern, ausgeschlossen sind, wird niemand verwundern. Aber dass ein regelmäßig genossenes Lebensmittel wie das Fleisch vermieden, ja sogar völlig weggelassen werden soll, ist schwerer verständlich.

Vielleicht glaubte man in Umkehrung der Vorstellungen bei primitiven Volksstämmen – die zum Beispiel die Augen ihrer im Kampf gefallenen Feinde aßen, um besser sehen, ihre Zunge, um besser sprechen zu können, oder ihr Herz, um mehr Mut und Kraft zu haben –, dass man es mit einer fleischlosen Kost vermeiden könnte, die tierhaften Kräfte in sich zu wecken.

Ein starker Verzehr von Fleisch verstärkt tatsächlich den Sexualtrieb und wirkt wie ein Reizmittel auf den Menschen. Er macht ihn aktiver, erregbarer, sogar aggressiv und gewalttätig. Im Gegensatz dazu ist bekannt, dass eine Diät ohne tierisches Fleisch die Verbindung zwischen Geist und Körper lockert. Das Interesse an materiellen Dingen ist schwächer, die physischen Leidenschaften nehmen ab. Jemand, der eine fleischlose Diät einhält, wird weniger ehrgeizig und weniger kämpferisch. Die Selbstkontrolle und die Beherrschung der Wünsche und Antriebe werden erleichtert. Ein bestimmtes Offensein für höhere Dinge wird begünstigt.

Diese Auswirkungen werden noch deutlicher, ja, können sogar zu Krankheiten führen, wenn nicht nur Fleisch, sondern auch andere Nahrungsmittel fortgelassen werden. Das kann bei veganer Kost eintreten, bei der nur pflanzliche Nahrungsmittel (Obst, Gemüse, Getreide und Hülsenfrüchte) vorgeschrieben sind, im Gegensatz zur laktovegetarischen Kost, die noch tierische Nebenprodukte wie Eier und Milchprodukte zulässt. Oder auch bei der Fruchtdiät, bei der frische Früchte, Trocken- und Fettfrüchte die Nahrungsgrundlage bilden.

Im äußersten Fall kann sich ein Mensch, der eine solche Kur durchführt, völlig von allen materiellen Dingen abwenden und den Kontakt zu seiner Umwelt verlieren. Seine Umgebung wird von ihm sagen, dass er »nicht mehr mit beiden Beinen auf der Erde steht«, dass er »auf dem Mond lebt« oder »in den Wolken schwebt«. Er selbst versichert überdies, dass er sich »von der Materie befreit und nicht mehr wirklich da« fühlt.

Ernährung und geistiges Leben

Die Möglichkeiten, das spirituelle und psychische Leben durch die Ernährung zu beeinflussen, sind so gut bekannt, dass die Okkultisten nicht zögern, sie in Verbindung mit bestimmten Techniken einzusetzen, um die Entwicklung spezieller Fähigkeiten zu begünstigen: Hellsichtigkeit, Hellhörigkeit, Verbindung mit Geistern, Erleuchtungen, Visionen.

Heutzutage wählen immer mehr Menschen von herkömmlicher Kost abweichende Ernährungsmethoden – ursprünglich nicht, um damit ein bestimmtes geistiges Ziel zu erreichen, sondern als einen Weg zur Gesundheit. Die Veränderungen, die sich in ihnen vollziehen, führen sie schließlich dazu, auch Auswirkungen der Ernährung auf ihr Inneres wahrzunehmen. Bei vielen wandelt sich das Suchen nach Gesundheit, das ihr eigentlicher Beweggrund war, zu einem Suchen nach Entwicklung ihrer Persönlichkeit über ... die Ernährung. Es ist nicht selten, dass man diese Leute von all den geistigen Fortschritten sprechen hört, die sie gemacht haben, seit sie ihre Ernährung umgestellt haben.

Schon immer wurde die Nahrungsaufnahme auch eingesetzt, um geistige Ziele zu erreichen, und nicht nur zur Ernährung des Organismus. Man kann sich jedoch fragen, ob diese Wirkung auf den Geist tatsächlich oder nur in der Einbildung der Menschen besteht, die solche Diäten befolgen. Die Frage ist berechtigt, denn bisher hat noch niemand erklären können, inwiefern sich die Nahrungsaufnahme auf den Geist auswirkt und warum die Reinigung des Körpers eine Reinigung des Innenlebens mit sich gebracht haben soll.

Würde man den Geist als mit dem Gehirn identisch ansehen, ließe dieser Einfluss sich leicht erklären: Eine gute Ernährung bietet dem Gehirn alle Mineralien und Vitamine, die es benötigt, und die Reinigung des Blutes verbessert den Kreislauf und die Sauerstoffaufnahme des Gehirns. Aber wie aus dem bisher Gesagten hervorgeht, ist der Geist als der immaterielle Teil des Menschen anzusehen; er wird in diesen Ausführungen als das verstanden, was man gemeinhin »Seele« nennt. Es geht also darum herauszufinden, wie etwas Materielles wie die Ernährung etwas Immaterielles wie die Seele beeinflussen kann.

Will man aber dennoch das Gehirn als Sitz des Geistes betrachten, so ergäbe sich daraus ein Grundproblem, denn es würde bedeuten, dass die geistige Entwicklung vor allem von einer guten Ernährung des Gehirns abhängig wäre, also von der Nahrungsmittelaufnahme – und nicht von den Bemühungen und der Beharrlichkeit des Einzelnen.

Um eine Antwort auf diese Fragen zu finden und über das Verhältnis zwischen Ernährung und Geist Klarheit zu gewinnen, müssen wir zuallererst einmal genau wissen, was dieser Geist ist, an den man herankommen will.

2. Was ist der Geist?

Man findet heute vor allem zwei unterschiedliche Ansichten über den Geist. Für die einen ist der Geist etwas Immaterielles, das während unseres Erdenlebens unserem Körper innewohnt. Für die anderen ist er materiell und sitzt in unserem Gehirn. Wobei: »Sitzen« ist nicht der richtige Ausdruck, da bei dieser zweiten Annahme der Geist nicht als etwas vom Gehirn Verschiedenes angesehen wird, sondern als mit ihm identisch.

Ist das Gehirn das Zentrum der Persönlichkeit?

Diese Gleichsetzung zwischen Geist und Gehirn reicht bis in die Ausdrucksweise unserer Sprache hinein. Allgemein wird die Tätigkeit von Gehirn und Verstand als »Geistesarbeit« gewertet. So sagt man auch von großen Denkern, Wissenschaftlern oder Intellektuellen, dass sie Geistesschaffende sind, und dass jemand geistreich ist, wenn er durch seine intelligente Ausdrucksweise seine Zuhörer beeindruckt.

Die wissenschaftlichen Entdeckungen bei der Erforschung des Gehirns scheinen den Anhängern dieser zweiten Annahme recht zu geben. In der Tat haben Forscher entdeckt, dass das Gehirn in unterschiedliche Zonen eingeteilt ist und dass jede von ihnen für eine genau abgegrenzte Körperfunktion verantwortlich ist: jeweils eine Gehirnzone für das Sehen, das Hören, für die Bewegung der Finger oder der Beine, für das Schreiben, das Lesen usw.

Messungen mit sehr verfeinerten Elektro-Enzephalogrammen (EEG) erlauben es uns festzustellen, dass bei einer schreibenden Person die für die Sprache zuständige Gehirnzone in Tätigkeit tritt und nicht eine andere Zone des Gehirns.

Darüber hinaus zeigten Experimente mit winzigen Elektroden, die man durch die Schädeldecke einführte, dass, wenn man eine genau bestimmte Zone durch einen schwachen elektrischen Strom anregt, dann die dieser Zone entsprechende Aktivität ausgelöst wird. Zum Beispiel, dass die Versuchsperson zu sprechen anfing, wenn ihr Sprechzentrum angeregt wurde, oder dass sie den rechten Arm hob, wenn ihr Zentrum für die Bewegung des rechten Arms gereizt wurde.

Welchen Beweis will man denn noch, sagen die Vertreter dieser Ansicht, um zu begreifen, dass alle Fähigkeiten des Menschen im Gehirn beheimatet sind, und das umso mehr, als die Zerstörung einer dieser Zonen gleichzeitig die Zerstörung der entsprechenden Fähigkeit mit sich bringt: Wenn das Sprechzentrum zerstört wird, zum Beispiel bei einem Schlaganfall, verliert der Kranke die Fähigkeit zu sprechen.

Obgleich die Zonen für den Ausdruck des Willens und der Persönlichkeit noch nicht entdeckt sind, behaupten bestimmte Wissenschaftler, dies sei nur eine Frage der Zeit, und man werde dann endgültig die »Hypothese« vom Vorhandensein eines immateriellen, vom Körper unterschiedenen Geistes als falsch beweisen können.

Diese Hoffnung kann sich indessen nicht erfüllen, und zwar aus verschiedenen Gründen, die wir im Folgenden behandeln werden, aber auch aus einem Grunde, den die Wissenschaft selbst entdeckt hat: Sir John Eccles, der für seine Arbeiten über die Erforschung des Gehirns den Nobelpreis für Medizin erhielt, schreibt in seinem Buch *Das Ich und das Gehirn*:

> *»Das Gehirn, das eine aus Neuronen zusammengesetzte Maschine ist, ist absolut nicht imstande, alle notwendigen Integrationen durchzuführen;*

dafür bedarf es eines aktiven und unabhängigen Geistes, des wahrhaften Zentrums unserer Persönlichkeit.«

Mit anderen Worten, das Gehirn ist aufgrund seiner Beschaffenheit nicht fähig, das Zentrum der Persönlichkeit, also der Geist, zu sein. Seine Funktionsmöglichkeiten lassen das nicht zu.

Das Gehirn, ein Werkzeug für den Geist

Das Gehirn ist nur eine Maschine. Gewiss, eine sehr perfekte Maschine, die im Dienste eines höheren und vom Gehirn unabhängigen Prinzips steht: des Geistes als dem wirklichen Zentrum unserer Persönlichkeit.

Um die Möglichkeiten, aber auch die Grenzen der Fähigkeiten des Gehirns zu verstehen, kann man sie mit denen eines Computers vergleichen, da die Tätigkeiten des Gehirns und eines Computers ähnlich sind. Letzterer kann absolut nichts tun, solange man ihn nicht mit Angaben, das heißt, Arbeitsinformationen, beliefert. In der Informatik sagt man dazu »den Computer füttern« oder »eine Datenbank einrichten«. Aber das genügt noch nicht, der Computer muss auch darüber instruiert werden, wie diese Informationen zu behandeln sind.

Schließlich ist er nur eine Maschine. Er kann nicht allein denken. Man muss ihm zeigen, wie er vorzugehen hat, indem man ihn programmiert. Nur dann kann der Computer seine Arbeit ausführen, die darin besteht, die Informationen entsprechend zu sortieren, zu klassifizieren, sie zusammenzuzählen, abzuziehen, Durchschnittswerte zu berechnen usw. Die Arbeit, die er ausführt, wird auf diskursive Art durchgeführt, das heißt, indem er Schritt für Schritt weitergeht und eine Information aus der vorherigen folgert, um eine neue zu erhalten. Diese kann dann wiederum in die Datenbank eingegeben werden.

Die Antworten, die der Computer auf unsere Fragen geben kann, erstellt er stets aus den Angaben, die ihm geliefert worden sind. Was er uns bringen kann, hängt also immer von dem ab, womit wir ihn »gefüttert« haben, sodass immer und zwangsläufig eine Gleichartigkeit besteht zwischen den Informationen, die wir ihm liefern, und denen, die er uns liefern kann. Ein Computer kann nicht etwas völlig Neues, Andersartiges hervorbringen. Er hat keine erfinderischen Fähigkeiten, sondern kann nur Bekanntes miteinander kombinieren.

Für unser Gehirn gilt das Gleiche. Erst nach und nach, also im Laufe von Erfahrungen des täglichen Lebens und durch den Schulunterricht, erreichen es Informationen, aus denen seine »Datenbank« entsteht. Die Fähigkeit, diese Daten auszuwerten – die Programmierung –, erwirbt sich das Gehirn durch Erziehung und Erfahrung.

Ein Computer ist fähig, beeindruckende Leistungen zu erbringen, aber trotz allem gibt es bestimmte Dinge, die er nicht tun kann. Er kann seine Arbeit nicht lieben, er kann sich nicht für ein Ideal starkmachen, er hat kein Verantwortungsbewusstsein. Er kann niemals seine Aktivität mit dem Schönheitssinn abstimmen, mit dem Gerechtigkeitssinn oder auch mit den ethischen Werten, die wir besitzen, wie zum Beispiel dem Sinn für das Gute und das Schlechte. Ebenso wenig kann er sich begeistern lassen oder plötzlich eine Intuition haben, auf welche Art ein Problem zu lösen wäre.

Er kann auch nicht ungeduldig werden, sich über die verlangte Arbeit ärgern, sich weigern, sie zu erledigen usw., das alles ist ihm ganz und gar unmöglich.

Liebe, Hass, Geduld, Sinn für das Gute und Schöne sind keine Eigenschaften, die eine Maschine besitzen kann, aber es sind die besonderen Eigenarten des menschlichen Wesens, genauer ausgedrückt, des menschlichen Geistes. Das Gehirn, das mit dem Computer vergleichbare Fähigkeiten hat, ist also genauso wenig in der Lage, das Schöne, das Gute, das Rechte ... zu empfinden. Diese Fähigkeiten besitzt der Geist. Man liebt mit seinem Herzen, man ärgert sich, ist bewegt, empört sich mit seinem ganzen Wesen und nicht mit dem Gehirn.

Fakten, die die Existenz des Geistes bestätigen

Wenn das Gehirn und der Geist zwei ganz verschiedene Dinge sind, und wenn das Gehirn nur das Werkzeug des Geistes ist, müsste es also möglich sein, Tatsachen und Verhältnisse zu finden, die diese Realität bestätigen. Zum Beispiel Situationen, in denen das Werkzeug (das Gehirn) nach seiner eigenen Logik funktioniert, aber durch seinen Benutzer (den Geist) daran gehindert wird. Oder erst recht Situationen, in denen der Benutzer (der Geist) etwas ohne die Beteiligung seines Werkzeugs (des Gehirns) erlebt, genauso wie der Benutzer eines Computers ein eigenes Leben unabhängig von diesem weiterführen kann, wenn er seinen Arbeitsplatz verlässt.

Eines der Ergebnisse, die im Verlaufe der oben erwähnten Experimente, bei denen durch Mikro-Elektroden Reize ausgeübt wurden, allerdings aus einem gewissen Abstand heraus und ohne Wissen der Versuchspersonen, gewonnen werden konnten, ist Folgendes: Der Forscher kann eine bestimmte Reaktion bezüglich einzelner Versuchsthemen erhalten, indem er eine genau definierte Gehirnzone stimuliert. Er kann zum Beispiel die Versuchsperson dazu bringen, ein Bein zu heben, eine lustige Geschichte zu erzählen, er kann sie weinen lassen, sie furchtsam oder, im Gegenteil, aggressiv machen, entsprechend der von ihm gereizten Zone.

Nun geschah eines Tages im Verlaufe dieser Forschung etwas ganz und gar Überraschendes: Einer der Freiwilligen, der in der entsprechenden Zone stimuliert worden war, wurde dem Forscher gegenüber aggressiv und drohend. Er ballte seine Fäuste und rief: »Zum Glück will ich Ihnen nichts Böses tun, Herr Doktor, sonst ...«

Die Versuchsperson wurde dazu getrieben, heftig zu werden, aber sie hielt sich zurück. Die elektrische Entladung löste eine aggressive Reaktion aus, indem sie auf das Gehirn einwirkte. Aber bei dem Freiwilligen gab es noch etwas anderes, das diese aggressive Wirkung beherrschen und das Gehirn kontrollieren konnte. Das Gehirn wurde einer übergeordneten Instanz unterworfen: dem Geist, der selbst nicht durch die elektrische Entladung beeinflusst werden konnte.

Einen weiteren Beitrag dafür, dass der Geist etwas vom Gehirn völlig Verschiedenes ist und nicht von dem betroffen wird, was diesem geschieht, findet man bei der Zerstörung einzelner Gehirnzonen, die nach allgemeiner Annahme auch die Vernichtung der ihnen zugeschriebenen Fähigkeiten mit sich bringen müsste. Berichte zitieren den Fall eines Mannes, der eine totale Ablation (Abtrennung) der linken Gehirnhälfte erlitt. Durch das Verschwinden des entsprechenden Zentrums verlor er völlig die Sprache. Trotzdem konnte er, entgegen allen Erwartungen, acht Monate später wieder normal sprechen!

Zunächst einmal muss man sich fragen, wie die Fähigkeit zu sprechen wiedererlangt werden konnte, wenn doch der für das Sprechen zuständige Gehirnteil zerstört wurde. Außerdem ist die Frage zu beantworten, von welchem Zeitpunkt an die Sprachfähigkeit wieder hergestellt worden ist, nachdem die im Sprachzentrum gespeicherten Daten verschwunden waren.

Falls der Geist und das Gehirn ein und dasselbe sind, gibt es auf diese Fragen keine befriedigenden Antworten. Die Zerstörung des Sprachzentrums müsste das Wiedererlangen der Sprache unmöglich machen. Wenn die Wiederherstellung des Sprechvermögens nicht durch Informationsübertragung von einem Gehirnzentrum zum anderen geschehen konnte, wie sonst hat sie stattgefunden?

Sofern man diese Fragen in einem anderen Licht betrachtet und das Gehirn als ein Werkzeug des Geistes ansieht, wird alles klar. Das Sprachzentrum im Gehirn ist nur ein Platz, wo die Sprachinformationen gespeichert werden, aber nicht die wirkliche Sprachfähigkeit, die selbst im Geiste liegt. Nicht das Werkzeug, das Gehirn, denkt und spricht, sondern der Benutzer (der Geist) durch sein Werkzeug (das Gehirn und die Sprechorgane). Die Vernichtung von Informationen in einem Computer löscht nicht gleichzeitig die Kenntnisse des Benutzers aus. Dieser kann seinen Computer leicht aufs Neue füttern und ihn dann programmieren. In unserem Falle kann der Geist in einem anderen, noch vorhandenen Gehirnteil ein Sprechzentrum bilden, da die Grunddaten bereits im Geiste bestanden. Es handelt sich weniger um ein Neu-Erlernen als vielmehr um eine Übertragung von Informationen vom Geist auf das Gehirn.

Unabhängigkeit des Geistes

Wir wollen jetzt einige Beispiele erörtern, bei denen der Geist eine Erfahrung macht, ohne dass das Gehirn dabei beteiligt ist.

Beginnen wir mit dem Bericht über ein Erlebnis, das eine Frau während eines Krankenhausaufenthalts hatte – eine Erfahrung übrigens, die viel häufiger gemacht wird, als man glaubt. Marie Métrailler informierte in ihrem Buch *La Poudre de Sourire* wie folgt darüber:

> *»Ich war im Krankenhaus von Sion wegen einer Krisis meiner Zuckerkrankheit. Man hatte mich behandelt; es ging mir besser. Es war am Morgen, ich erinnere mich nicht*

mehr an alle Einzelheiten. Was ich weiß, ist, dass ich völlig losgelöst im Zimmer herumspazierte. Ich fühlte eindeutig, dass ich schwebte: Ich war leicht. Plötzlich sah ich aus der Höhe eine alte Frau ausgestreckt auf einem Bett, die zu schlafen schien. Ich habe mich nicht sofort erkannt. Plötzlich gab es ein lautes Geräusch; ich weiß nicht, woher es kam. Es war, als wenn es mich erschütterte, und jetzt wurde es mir bewusst, dass ich es war, die auf dem Betttuch lag, eingewickelt in meinen Morgenrock, der voller Flecken war.
Ich habe mir überlegt: ›Nun muss ich also in diese dicke, zusammengefallene Frau wieder hineingehen.
Muss ich das unbedingt?‹
Es war nur ein Gedanke, eine unausgesprochene Überlegung. Ich musste wieder hineingehen.
Der Zeitpunkt, meinen Körper zu verlassen, war noch nicht gekommen; ich habe mich sorgfältig hineingleiten lassen, als wenn ich eine Wolke oder Gas wäre oder auch Wasser, das durch die Poren der Haut in diese Person, die ich war, eindrang. Nach einem kurzen Augenblick habe ich die Augen geöffnet. Ich sah das Zimmer, die kranke Dame im Nebenbett.

Ich lag auf dem Bett in meinem fleckigen Morgenrock. Wie ist dieser Ausflug vor sich gegangen? Wie habe ich meinen Körper verlassen?«

Die Kranke fragt sich, wie sie sich von ihrem Körper entfernt hat. Wir könnten uns auch fragen, was es war, das ihren Körper verließ? Das war bestimmt nicht ihr Gehirn. Und trotzdem lebte diese Dame und fühlte. Sie sah ihren Körper auf dem Bett hingestreckt, sie hörte einen Lärm, sie wurde durch ihn erschüttert, sie dachte, dass sie wiedereintreten musste, und bewegte sich, um von Neuem in ihren Körper hineinzugleiten.

Jemand, der an der Wahrhaftigkeit dieses Berichts oder seiner Erklärung zweifelt, wird einwenden, dass es sich letztendlich nur um eine Illusion handeln könne. Die Kranke habe den Eindruck gehabt, ihren Körper zu verlassen, sie habe jedoch geträumt und wäre immer in ihrem Körper verblieben, es habe sich alles nur »in ihrem Kopf« abgespielt. Dann wäre es wahr, dass sie diese Situation mit ihrem Gehirn erlebt hätte, was ein Elektroenzephalogramm hätte offenlegen können. Darum ist es interessant, sich einem anderen Beispiel zuzuwenden, in dem ein Elektroenzephalogramm angefertigt wurde, das nichts aufzeigte, obgleich die fragliche Person eine Situation erlebte, die für sie vollkommen wirklich und stark war.

In der Medizin sind das leere Enzephalogramm und das Verstummen der Herztöne die notwendigen und ausreichenden Anzeichen, um eine Person für abgeschieden, das heißt für klinisch tot, zu erklären. Solche Untersuchungen werden beispielsweise bei Verunglückten durchgeführt, um zu entscheiden, ob eventuelle Wiederbelebungsversuche erfolgreich sein können oder nicht.

Wenn diese Untersuchungen zeigen, dass der Verunglückte nicht mehr am Leben ist, wird niemand mehr davon ausgehen, dass er etwas sehen oder fühlen kann, oder dass er sich bewegen kann, wenn er tot ist, da er eben ... tot ist. Und dennoch gibt es die erschütternden Erlebnisse, die Tausende von Menschen gemacht haben und über die Dr. Raymond Moody, ein amerikanischer Arzt, berichtet. In seinen Büchern spricht er von zahlreichen Fällen kranker oder verunglückter Personen, die ihm erzählt haben, was sie erlebten, während sie für tot gehalten wurden, das heißt, während des, je nach dem einzelnen Falle, kürzeren oder längeren Zeitraums zwischen dem Augenblick, wo ihr Herz zu schlagen und das Gehirn zu funktionieren aufhörte, und dem Moment, wo die Reanimationsbemühungen von Erfolg gekrönt waren. Die Berichte sind glaubhaft. Sie wurden von zahlreichen Personen erzählt und erlebt, die einander nicht kannten und keinen Kontakt untereinander hatten und die zu verschiedenen sozialen und kulturellen Kreisen gehörten und sowohl verschiedenen Alters als auch Geschlechts waren. Ebenfalls auffallend ist, dass alle diese Menschen in ähnlicher Weise von der Art ihres Lebens gleich nach dem Tode berichten, was darauf schließen lässt, dass auch hier genaue Naturgesetze den Ablauf der Geschehnisse bestimmen.

Aber: Was am auffallendsten ist und worauf wir zurückkommen wollen, ist die Tatsache, dass, während diese Leute die Erlebnisse hatten, über die sie später berichteten, das Elektroenzephalogramm leer blieb: Ihr Gehirn nahm an dem Erlebten also nicht teil.

Für die Leute, die glauben möchten, dass das Gehirn trotz allem in irgendeiner Art und Weise mit dem Geschehen verbunden und daran beteiligt sein müsste, wollen wir noch ein anderes Beispiel anführen, bei dem das Erlebnis des Geistes nicht durch das Gehirn, das die Person zur Zeit des Erlebens benutzte, wieder überliefert wurde, sondern mittels eines anderen Gehirns, über das sie in dem Augenblick verfügte, als sie von ihrem Erleben berichtete.

In allen Teilen der Welt, bei jeder Rasse, jedem Volk, jedem Stamm oder innerhalb jeden kulturellen Milieus gibt es Fälle von Kindern, die von Dingen berichten, die sie behaupten erlebt zu haben, die aber in ihrem jetzigen Leben definitiv nicht stattfanden. Diese Berichte werden in wachem Zustand erzählt, und zur großen Überraschung ihrer Eltern betrachten die Kinder dieses jeweilige Geschehen als vollkommen real.

Hier ein typischer Bericht: Eine Jugendliche namens Maria, die in einer Stadt in Illinois in den Vereinigten Staaten lebte, starb im Alter von 15 Jahren. Ihre Mutter, die daraufhin in den Bundesstaat Dakota umzog, brachte drei Jahre später ein kleines Mädchen zur Welt, dem sie den Namen Nelly gab. Nelly aber bestand darauf, dass man sie Maria nennen solle, und behauptete, das sei ihr richtiger Name, den ihr ihre Eltern früher gegeben hätten.

Im Verlauf einer Reise, die sie zum ersten Mal zu dem Ort in Illinois führte, erkannte sie sofort das Haus, in dem die Familie früher wohnte, aber auch verschiedene Personen, die sie in diesem Leben ebenfalls noch niemals vorher getroffen hatte.

Nelly gab eine genaue Beschreibung der Schule der Stadt und äußerte den Wunsch, zurückzukehren, um sie zu besuchen. Dort begab sie sich ohne Zögern in den Klassenraum und bezeichnete die Bank, in der früher Maria gesessen hatte.

Solche Berichte könnten als Erfindung bezeichnet werden, wenn die erwähnten Tatsachen und besonders die Genauigkeit der von den Kindern angegebenen Einzelheiten nicht in der Realität und in Gegenwart der Eltern und einstigen Nachbarn des Kindes an Ort und Stelle nachgeprüft werden könnten. Dieser Aufgabe der Überprüfung hat sich der Forscher Ian Stevenson gewidmet, einer sehr strengen und systematischen Überprüfung von mehr als 1700 Fällen, die ihn zu dem Schluss führten, dass die überprüften Berichte glaubwürdig sind und dass es sich wirklich um Erlebnisse handelt, die die Personen in einem früheren Leben gehabt haben.

Die Schwierigkeit, die manche Leute damit haben, diese Folgerung zu akzeptieren, kommt daher, dass man allgemein annimmt, die Erinnerung an die Geschehnisse sei einzig und allein im Gehirn gespeichert. So wäre, um bei unserem Beispiel zu bleiben, beim Tode von Maria alles, was ihr Gehirn aufgezeichnet hatte, gleichzeitig mit ihm beim Zerfall des Körpers zerstört worden. Nun, Nelly war in der Lage, über die vergangenen Ereignisse zu berichten, obgleich ihr Gehirn nicht daran teilgenommen hatte und sie folglich auch nicht hatte aufzeichnen können. Die Erinnerungen waren also nicht im Gehirn Marias gespeichert worden, sondern in etwas, das das Gehirn Marias überlebte und das man in Nelly wiederfinden konnte. Dieses Etwas ist nicht körperlich, sondern anderer Art: Es ist der Geist.

Was ist der Geist?

Die wenigen hier aufgeführten Beispiele haben gezeigt, dass der Geist und das Gehirn zwei ganz deutlich voneinander zu unterscheidende Dinge sind, und dass, wenn das Gehirn unbestritten materiellen Ursprungs ist, der Geist selbst von einer anderen, von immaterieller Art sein muss. Was aber der Geist wirklich ist, das bleibt noch herauszufinden.

Dafür wollen wir jetzt die Definition des Geistes heranziehen, die das von Abd-ru-shin verfasste Werk *Im Lichte der Wahrheit, Gralsbotschaft* gibt – ein Werk, das die Grundlage für alle Erklärungen, die in dem vorliegenden Buche gegeben werden, ist.

In der Gralsbotschaft also wird über den Geist als dem »einzig wirklich Lebendigen im Menschen« gesagt:

> *»Geist ist nicht Witz und nicht Verstand! Geist ist auch nicht erlerntes Wissen. Mit Irrtum nennt man deshalb einen Menschen ›geistreich‹, wenn er viel studierte, las, beobachtete und sich darüber gut zu unterhalten weiß. Oder wenn er durch gute Einfälle und Verstandeswitz brilliert.*
>
> *Geist ist etwas ganz anderes. Er ist eine selbstständige* ***Beschaffenheit****, aus der Welt seiner Gleichart kommend, die anders ist als der Teil, dem die Erde und damit der Körper angehört. Die geistige Welt liegt höher, sie bildet den oberen und leichtesten Teil der Schöpfung. Dieser geistige Teil im Menschen trägt durch seine Beschaffenheit die Aufgabe in sich, nach dem Geistigen zurückzukehren, sobald*

sich alle stofflichen Umhüllungen von ihm gelöst haben. Der Drang dazu wird frei bei einem ganz bestimmten Grad der Reife und führt ihn dann empor zu seiner Gleichart, durch deren Kraft der Anziehung gehoben.

Geist hat mit irdischem Verstande nichts zu tun, nur mit der Eigenschaft, die man als das ›Gemüt‹ bezeichnet. Geistreich ist also gleichbedeutend mit ›gemütvoll‹, aber nicht verstandesvoll.«

(Vortrag »Es war einmal …«)

Diese Definition gibt sich nicht damit zufrieden, dass der Geist nicht der Körper (und infolgedessen das Gehirn) ist, sondern sie bestimmt genau den Ursprung dieser beiden Elemente. Der Geist kommt aus der geistigen Ebene, dem Paradies; der Körper aus der irdischen Ebene.

Diese Definition steht also in völliger Übereinstimmung mit der Lehre Christi. Wenn Christus zum Beispiel sagt: »Der Geist ist willig, aber das Fleisch ist schwach«, bedeutet das nicht auch, dass, wenn der Geist nicht schwach wie das Fleisch ist, er von anderer Art als dieses sein muss? Mit anderen Worten, dass der Geist nicht vom Fleisch ist, also nicht ein Teil des Körpers und erst recht nicht des Gehirns sein kann?

Der Geist ist vom Paradies ausgegangen und kann dahin zurückkehren nach einem Entwicklungsweg, der ihn unter anderem dazu führt, sich in einem fleischlichen Körper zu inkarnieren. Unter anderem, denn zwischen der geistigen Ebene und dem Erdenplan bestehen andere Ebenen unterschiedlicher Art, auf die Christus hinwies, als er von den vielen Wohnungen (Ebenen) in seines Vaters Haus (der Schöpfung) sprach.

Wenn der Geist diese verschiedenen Ebenen durchschreitet, um sich auf der Erde zu inkarnieren, legt er nacheinander die Umhüllungen oder Körper an, die zu den jeweiligen Ebenen gehören. Die letzte Hülle, die er umlegt, ist der irdische Körper, den wir kennen. Die bekannteste dieser zarten Umhüllungen ist der Astralkörper, wohl deswegen, weil er von seiner Art her unserem irdischen Körper am nächsten verwandt ist.

Geist und Seele

Die Notwendigkeit, sich zu inkarnieren, das heißt, einzutreten (in) in das Fleisch (carne) eines Körpers von der gleichen Beschaffenheit wie die Ebene, in die der Geist eindringt, erklärt sich logisch. Der Geist benötigt diesen Körper, um die infrage kommende Ebene überhaupt erleben zu können. Er dient ihm als Werkzeug zum Sehen, Fühlen – und um sich in ihr zu bewegen. Ohne den Körper hätte der Geist keine Verbindung mit der Ebene und könnte sich hier nicht betätigen. Der Unterschied der Art würde es nicht erlauben. Das Ziel der Inkarnierung – das Reifen des Geistes durch Erfahrungen im Erleben auf der Erde – könnte nicht erreicht werden.

Der Geist spielt keine nebensächliche Rolle. Er ist kein Zubehör, das zu unserer Verfügung steht. Der Geist, das sind wir. Der physische Körper, der Astralkörper und die zarten Körper sind nur Umhüllungen oder Werkzeuge für das wirkliche Ich, den Geist.

Abd-ru-shin definiert es wie folgt:

»Der Geist ist alles, ist das ***Eigentliche****, also der Mensch. Trägt er mit anderen Hüllen auch die Erdenhülle, so heißt er Erdenmensch, legt er die Erdenhülle ab, so ist er von den Erdenmenschen als Seele gedacht, legt er auch die zarten Hüllen noch ab, so bleibt er der Geist ganz allein, der er schon immer war in seiner Art.*

Die verschiedenen Bezeichnungen richten sich also lediglich nach der Art der Hüllen, welche selbst nichts sein könnten ohne den Geist, der sie durchglüht.« (Vortrag »Seele«)

Demnach steht der irdische Körper des Menschen mit der Ebene der dichten Materie in Verwandtschaft, doch sein Geist ist genauso wenig mit diesem Körper verwandt, wie er es mit dieser materiellen Ebene ist. Wie ist es dann möglich, dass der Geist sich hier inkarnieren, von diesem Körper Besitz ergreifen kann? Wie wird es ihm möglich, den Unterschied in der Beschaffenheit zu überbrücken?

Die Brücke wird durch die verschiedenen Körper gebildet, mit denen der Geist sich während seines Herabkommens aus der geistigen Ebene bis zur Erde umhüllt. Aber wohlgemerkt, die verschiedenen Körper gehören den unterschiedlichen Ebenen an und sind von unterschiedlicher Beschaffenheit. Die Frage bleibt also offen: Wie kann die Seele, das heißt der Geist mit seinen verschiedenen Umhüllungen, sich mit dem irdischen Körper verbinden? Die Antwort auf diese Frage, erklärt die Gralsbotschaft, steht im Zusammenhang mit dem Blut.

3. Wozu dient das Blut?

Es ist allgemein anerkannt, dass das Blut dazu dient, die organischen Gewebe zu durchströmen, damit die Zellen ständig mit Sauerstoff und Nährstoffen versorgt werden. Man gesteht ihm auch eine Rolle beim Abtransport der Abfälle und eine Aufgabe bei der Übermittlung von hormonalen Botschaften von einer Zelle zu einer anderen zu. Man weiß außerdem, dass das Blut eine wichtige Rolle im körpereigenen Abwehrsystem spielt.

Nach den Erkenntnissen der Wissenschaft ist es die Aufgabe des Blutes, dem Körper getreulich zu dienen, der es zur Erfüllung vielfältiger Aufgaben benötigt. Wenn man es rangmäßig ausdrückt, so nimmt der Körper also den ersten Platz ein und das Blut – in seiner unabdingbaren, aber trotzdem untergeordneten Rolle – den zweiten.

Aber ist es wirklich so? Spielt das Blut wirklich eine untergeordnete Rolle?

Steht das Blut im Dienste des Körpers?

Diese Frage geht über einfaches wissenschaftliches oder intellektuelles Interesse hinaus. Wie wir sehen werden, eröffnet sie uns ungeahnte Horizonte auf dem Wege der Erkenntnis unserer selbst.

Um eine Rangordnung zwischen Blut und Körper festzulegen, kommt man wieder auf die Frage zurück: Ist das Blut für den Körper da, oder ist der Körper für das Blut da?

Die Wechselbeziehung zwischen Körper und Blut ist offenbar so eng, dass es unmöglich erscheint, zu bestimmen, wem der erste Platz zukommt. Dennoch wird uns eine Betrachtung der wohlbekannten Tatsachen erlauben, eine eindeutige Entscheidung zu fällen.

Die erste Beobachtung soll nun in Bezug auf die Dialyse erfolgen: Bei dieser medizinischen Behandlung zieht man das arterielle Blut aus dem Körper heraus, um es über einen speziell entwickelten Apparat zu leiten, der dazu dient, es von seinen Schlacken zu reinigen, zum Beispiel dem Harnstoff, wobei das gereinigte Blut sodann in eine Vene auf gleicher Höhe wieder eingeleitet wird. Diese künstliche Blutreinigung wird bei Kranken angewendet, deren Nieren zu stark geschädigt sind, um selbst die Blutreinigung durchzuführen.

Es erweist sich nun, dass man während einer Dialyse, die 24 Stunden andauert, 300 bis 400 Gramm Harnstoff herausfiltern kann, während doch bereits ein Verhältnis von zwei Gramm auf einen Liter Blut als sehr gefährlich angesehen wird. Da unser Körper nicht mehr als ungefähr sieben Liter Blut besitzt, muss man fragen: Woher kommen dann die 300 bis 400 Gramm Harnstoff? Augenscheinlich waren sie nicht im Blut enthalten, da schon das Vorhandensein von einigen Gramm Harnstoff im Blut tödlich ist. Sie waren jedoch in den Körper zurückgedrängt, genauer gesagt, in die organischen Gewebe, und konnten nur dank der Dialyse wieder in den Kreislauf eingebracht werden.

Wenn nun der Körper auf diese Weise geopfert wird und ganz allein die »Kosten« der Vergiftung tragen muss, damit es dem Blut möglich ist, eine stabile Zusammensetzung aufrechtzuerhalten, bedeutet das nicht, dass das Blut »wertvoller« als der Körper ist, und in diesem Fall, dass der Körper dem Blut zu dienen hat?

Dass das Blut den ersten Rang einnimmt, wird ebenso in der umgekehrten Situation offenbar, wenn die Gefahr, die das Gleichgewicht des Blutes bedroht, nicht auf einen Überschuss an sonst harmlosen Stoffen zurückzuführen ist wie in dem vorausgegangenen Beispiel, sondern auf einen Mangel an nützlichen Substanzen. Normalerweise enthält das Blut eine bestimmte Anzahl basischer Substanzen (Calcium, Sodium, Magnesium ...), die es zum Neutralisieren der Säure benutzen kann (Puffersystem), sobald das Gleichgewicht seines pH-, das heißt: seines Säurewertes bedroht ist. Wenn die Säurezufuhr zu stark und regelmäßig ist, verbrauchen sich diese basischen Mineralien, und ein anderes Verteidigungssystem tritt in Kraft: Alkalische Mineralien werden vorläufig aus den verschiedenen Körpergeweben abgezogen, so aus dem Skelett, den Nägeln, der Haut oder den Haaren, um den passenden pH-Wert des Blutes wiederherzustellen.

Diese Verteidigungsreaktion ist unerlässlich, denn wenn sich der tatsächliche pH-Wert des Blutes zu weit vom idealen pH-Wert entfernt, kann der Körper nicht mehr richtig funktionieren, er wird krank, und Bewusstseinsstörungen treten auf. Der Organismus greift also so oft wie nötig auf dieses Verteidigungssystem zurück, was ein bestimmtes Risiko mit sich bringt, denn auf diese Weise kann der Körper in gefährlichem Maße entmineralisiert werden.

Wird also die Ursache für das Ungleichgewicht des pH-Werts nicht abgestellt, dann berauben die fortgesetzten Entnahmen von alkalischen Mineralien den Körper seiner für den Körperaufbau benötigten Mineralien und machen aus ihm ein regelrechtes Wrack: Die Knochen entkalken und werden porös, die Zähne werden kariös, werden bröckelig und fallen aus, die Haut wird rissig usw.

Hier erscheint wiederum die Vorrangigkeit des Blutes ganz klar, denn man beobachtet, dass der Körper zu seinen Gunsten regelrecht geopfert wird. Um eine ideale Zusammensetzung des Blutes mit alkalischen Mineralien aufrechtzuerhalten, werden Mineralien den Geweben und Organen entzogen, selbst wenn diese dadurch ernstlich benachteiligt werden.

Die beiden angeführten Beispiele sind nicht ausgefallener oder einmaliger Natur. Die gleichen Verteidigungsreaktionen finden auch bei anderen Abfällen als nur beim Harnstoff statt und bei anderen Ernährungssubstanzen als nur bei den alkalischen Mineralien. Es ist übrigens eine in der Physiologie bekannte Tatsache, dass der Organismus beständig arbeitet, damit das Blut eine ideale Zusammensetzung hinsichtlich der Vitamine, Mineralien, Aminosäuren usw.

hat, indem diese dem Verdauungsvorgang entnommen werden, und, wenn die Nahrung sie nicht liefert, den Geweben. Der Körper kann also schwer erkranken, einzig und allein, um das Blut zu retten.

Im Gegensatz zu der allgemeinen Annahme ist das Blut weniger für den Körper da, als der Körper für das Blut. Der Körper steht in Wirklichkeit im Dienst des Blutes, er ist sein Untergebener. Er spielt eine zweitrangige Rolle und muss mithilfe aller Ressourcen, über die seine Organe verfügen, darüber wachen, dass die ideale Zusammensetzung des Blutes erhalten bleibt.

Ohne das Blut kann der Körper nichts, er stirbt. Aus diesem Grunde sagt die Volksweisheit: »Blut ist Leben«. Diese Verbindung mit dem Leben ist der Grund dafür, dass man dem Blut eine so große Bedeutung beimisst. Wenn es in den Venen fließt, so ist es das Leben, das in uns fließt. Wenn ein Blutgefäß platzt und das Blut sich auf den Boden ergießt, ist es das Leben, das ausfließt, das fortläuft, das den Menschen verlässt.

»Blut ist ein ganz besonderer Saft«, sagte Goethe. Es hat auch einen hohen Symbolwert und gilt vielen Religionen als »heilig«.

Der Lobgesang auf das Blut, den der Mensch anstimmt, hat nur entstehen können, weil das Blut den ersten Rang einnimmt. Wenn es im Vergleich zum Körper nur einen untergeordneten Stellenwert hätte, würde man eine Hymne auf den Körper singen, und nicht auf das Blut.

Dem Anschein nach besteht ein Widerspruch darin, dem Blut die erste Stelle einzuräumen, da doch nach allen unseren physiologischen Kenntnissen der Körper das Blut bildet. Das Zweitrangige würde demnach das Höherstehende formen. Wie sollte das zugehen?

Man wäre versucht, mit dem französischen Philosophen Paul Valéry zu sagen, dass das eine genauso wichtig ist wie das andere:

> *»Der ganze Organismus hat nur die Aufgabe, das Blut wiederherzustellen (…) Aber dieses Blut hat wiederum keine andere Aufgabe, als dem Organismus, der es bildet, zurückzugeben, was er braucht, um zu funktionieren. Der Körper bildet das Blut, das den Körper bildet, der das Blut bildet …«*

Diese Ansicht klärt die Dinge nicht, sondern wir drehen uns damit fruchtlos im Kreis.

Die Beispiele, die wir zuvor anführten, haben gezeigt, was in extremen Situationen geschieht, wenn der Organismus in seiner Gesamtheit, Körper und Blut, durch eine Gefahr bedroht ist. Die Prioritäten waren klar, der Körper wurde geopfert, um das Blut zu retten. Das Blut war also das Wichtigere, der Körper nur für das Blut da. Hier aber stellt sich wieder eine Grundfrage: Wenn der Körper für das Blut da ist, wofür ist dann das Blut da? Wenn tatsächlich das Blut wichtiger als der Körper ist, so muss das Element, wofür das Blut da ist, noch wichtiger sein. Aber was ist es?

Für wen ist das Blut da?

Anders, als es die materialistisch ausgerichtete Wissenschaft kann, die sich also allein auf die dichte Materie beschränkt, definiert die Gralsbotschaft von Abd-ru-shin die Hauptaufgabe des menschlichen Blutes wie folgt:

> »***Es soll die Brücke bilden für die Tätigkeit des Geistes auf der Erde,***
> *also in der groben Stofflichkeit!*
> *Das klingt so einfach und trägt doch*

*in sich den Schlüssel **alles** Wissens über Menschenblut.«*

(Vortrag »Das Blutgeheimnis«)

Das Blut ist also vorhanden, um die Brücke für den Geist zu bilden. Ohne das Blut könnte der Geist sich nicht in den irdischen Körper inkarnieren und in ihm während seines Erdenaufenthalts inkarniert bleiben. Der Geist ist also nicht unmittelbar mit dem Körper verbunden, er ist mit dem Blut verbunden und durch dieses mit dem Körper. Man versteht nun, warum der Körper mit so großem Einsatz für das Blut arbeitet, ja, sich sogar für dieses opfert. Ohne Blut keine Brücke und somit kein Leben. Der Körper ist also nicht wegen des Blutes, sondern wegen des Geistes am Leben – »das wirklich Lebendige im Menschen ...« –, durch Vermittlung des Blutes.

Die Blutausstrahlung

Das Blut jedoch, da von materieller Art, ist genauso wie der Körper von anderer Beschaffenheit als der von seinen Hüllen umgebene Geist. Es muss noch ein weiteres Glied in der Kette bestehen, um eine Brücke zwischen den beiden zu bilden: Dieses Kettenglied ist die Ausstrahlung des Blutes.

»Die Ausstrahlung des Blutes ist also in Wirklichkeit die eigentliche Brücke zur Betätigung der Seele, und auch nur dann, wenn dieses Blut jeweils eine ganz bestimmte, ***für die betreffende Seele geeignete Zusammensetzung hat.***«

So heißt es noch im zuvor schon zitierten Vortrag »Das Blutgeheimnis« der Gralsbotschaft.

Wie alles andere, so strahlt also auch das Blut, das heißt, es sendet (unsichtbare) Strahlen aus, die sich wellenförmig verbreiten. Diese Strahlen sind ätherisierter als das Blut, sie sind von einer anderen Beschaffenheit. Diese ähnelt – ohne ihr gleich zu sein – sehr der Beschaffenheit des Astralkörpers, der nächstdichten Seelenhülle, die den Geist umgibt. Auch der Astralkörper selbst strahlt aus, und die gröbsten der von ihm ausgehenden Strahlen vereinen sich mit den feinsten der von dem Blute ausgehenden. Zusammen bilden diese beiden Strahlungen die Brücke für den Geist. Dies ist jedoch keine Verbindung zwischen dem Astralkörper und dem physischen Körper, vielmehr entsteht lediglich eine Verbindung ihrer Ausstrahlungen.

Der Geist ist mit dem Körper also nicht

durch ein materielles Band verbunden, sondern durch ein feineres Band, durch eine Brücke aus Strahlen, genauso wie Strahlungskräfte zwei Magneten aneinanderschmiegen. Die Brücke zur Vereinigung der beiden Magneten ist nicht sichtbar, aber das Band besteht dennoch und ist sehr fest!

Die Strahlungen haben nicht nur den einen Zweck, Geist und Körper zu verbinden, sondern sie spielen auch eine Rolle bei der Verständigung von hier nach da.

Die Informationen, die von den fünf Sinnen des physischen Körpers kommen, werden im Gehirn zusammengefasst und dann, nach ihrer Auswertung, über die Strahlungsbrücke zum Geist weitergeleitet. Umgekehrt wird der Wille des menschlichen Geistes, die Einstellung, die er zu bestehenden Gegebenheiten einzunehmen beschlossen hat, über dieselbe Strahlungsbrücke dem Gehirn übermittelt, das sich dann mit der Verwirklichung auf der Ebene der dichten Materie befassen wird.

Für die ungetrübte Übermittlung der Informationen ist es notwendig, dass die Strahlungsbrücke in gutem Zustand bleibt. Im gegenteiligen Falle wäre die Situation vergleichbar mit der einer Person, die eine Radiosendung nicht klar empfangen kann, weil die Wellenlänge des von ihr benutzten Empfängers nicht die gleiche ist wie die des Senders. Die Folge davon ist eine verworrene, unverständliche Übertragung. Das ist nur störend für denjenigen, der ein Programm im Radio hören möchte, aber es wird unbedingt zur Katastrophe, wenn man die Situation überträgt auf die lebenswichtige Verständigung zwischen dem Geist und dem Gehirn oder, anders ausgedrückt, zwischen unserem tiefsten Ich und unserem Tagbewusstsein.

Um das Erdenleben voll und ganz zu erleben, braucht unser Geist notwendig eine starke und gesunde Blutausstrahlung des Körpers, in dem er inkarniert ist. Sie muss einerseits eine kraftvolle Resonanz abgeben auf die Eindrücke aus seiner irdischen Umgebung und andererseits ein fester Steuerhebel sein, mit dessen Hilfe er sich voll und ganz in der Materie verwirklichen kann. Nun ist aber die Blutausstrahlung, so zeigt uns das angeführte Zitat, abhängig von der Zusammensetzung des Blutes.

Jede Änderung dieser Zusammensetzung bringt eine Änderung der Blutausstrahlung mit sich und dadurch eine Veränderung der Verbindung Geist–Körper. Wenn der Körper so zielstrebig daran arbeitet, dass das Blut eine ideale Zusammensetzung behalten kann, so geschieht das nicht nur, um die Zellen zu jeder Zeit über die von ihnen benötigten Nährstoffe verfügen zu lassen, sondern auch und vor allem, um ständig den bestmöglichen Zustand der Strahlungsbrücke aufrechtzuerhalten.

Jede Brücke, welche es auch sei, hat mindestens zwei Stützpunkte: einen auf jedem Ufer. Hier ist es genauso. Die Strahlungsbrücke hängt von zwei Faktoren ab: einerseits von der Ausstrahlung des Blutes und andererseits von der vom Geiste ausgehenden Strahlung.

Da nun die Art der Strahlungen, wie wir gesehen haben, abhängig ist von der Art dessen, der sie aussendet, also von der Sendestelle, so folgt daraus, dass jeder Geist eine unterschiedliche Ausstrahlung hat. Wir unterscheiden nach einer Menge von Faktoren: nach unseren Charakterzügen, unseren Vorzügen und unseren Mängeln, nach den Fähigkeiten, die wir entwickelt haben – oder auch nicht usw.

Jedes Blut ist einzigartig

Da jeder Geist verschieden strahlt, braucht und entwickelt jeder Geist auch eine unterschiedliche Blutausstrahlung, die zu ihm passt und in Einklang steht mit den Besonderheiten seiner Ausstrahlungen. Aber eine unterschiedliche Blutausstrahlung bedingt auch eine ganz bestimmte Blutzusammensetzung. Logischerweise müsste also jeder von uns eine andere Blutzusammensetzung haben.

Steht diese aus den geistigen Erkenntnissen hervorgegangene Feststellung im Widerspruch zu den Tatsachen? Bewahrheitet sie sich im Hinblick auf die Erkenntnisse der Physiologie?

Um diese beiden Fragen zu beantworten, müssen wir die Geschichte der »Entdeckung« des Blutes und seiner Zusammensetzung heranziehen.

Die Kenntnisse über das Blut sind lange Zeit sehr lückenhaft geblieben. Für Hippokrates enthielten die Venen Luft. Für Galen, den »Prinzen der Ärzte« (2. Jahrhundert n. Chr.), enthielten sowohl die Arterien als auch die Venen Blut. Dieses zirkulierte nach seiner Vorstellung jedoch nicht, sondern wurde durch eine sehr langsame Bewegung des Kommens und Gehens belebt.

Man musste 1500 Jahre warten, bis William Harvey, ein englischer Arzt, 1623 entdeckte, dass das Blut zirkuliert, und dass diese Zirkulation vom Herzen zu den Organen und von den Organen zum Herzen stattfindet, dank des Herzens, das sich als Pumpe betätigt.

Im Altertum und weit über das Mittelalter hinaus waren auch die Kenntnisse über die Zusammensetzung des Blutes nicht weit gediehen: Die Existenz der roten Blutkörperchen wurde nicht vor dem 17. Jahrhundert entdeckt und die der anderen wesentlichen Bestandteile des Blutes (weiße Blutkörperchen und -plättchen) erst im 19. Jahrhundert. Trotz der geringen Kenntnisse über die wirkliche Zusammensetzung des Blutes wurde seine Wichtigkeit in früher Zeit und in allen Epochen bereits anerkannt, und in allen Epochen träumte man davon, verlorenes oder krankes Blut durch neues Blut ersetzen zu können.

Bevor die ersten Versuche zur Bluttransfusion angestellt wurden, ließ man die Kranken zum Verbessern oder Ersetzen des Blutes das frische Blut von Opfertieren oder Schlachttieren trinken. Zu manchen Zeiten wurde dieses Blut auch getrocknet und als Pulver verschiedenen Nahrungsmitteln beigemengt: Würsten, Keksen, Brot, Soßen ... Tierblut in Pulverform war auch ein Bestandteil pharmazeutischer Produkte oder wurde für medizinische Bäder gebraucht.

Die ersten bekannten Versuche von Bluttransfusionen fanden im 17. Jahrhundert statt. Sie wurden durchgeführt, indem man das Blut eines Tieres auf einen Menschen übertrug. Aber da Tierblut nicht das gleiche wie Menschenblut ist, endeten diese Übertragungen mit einem Misserfolg: dem Tod des Kranken. Zuletzt wurden solche Übertragungen verboten. Die Praxis der Transfusionen wurde im 19. Jahrhundert wieder aufgenommen, aber von nun an wurde Menschenblut verwendet. Die Transfusionen wurden direkt von einem Arm zum anderen ausgeführt, um die Probleme der Blutgerinnung, die zu der Zeit noch nicht gelöst waren, zu vermeiden. Das Blut des Spenders drang unmittelbar in die Vene des Empfängers ein, und zwar mittels einer Kanüle, die die beiden Blutkreisläufe miteinander verband; bisweilen hatte man auch die Vene des Spenders an die des Empfängers angenäht.

Obgleich menschliches Blut verwendet wurde, traten zahlreiche tödliche Zwischenfälle auf. Das Blut des Spenders wurde nicht immer vom Empfänger vertragen. Die Forschungen nach der Ursache dieser Misserfolge führten zu der Erkenntnis, dass trotz einer augenscheinlich gleichen Zusammensetzung jedes Blut dennoch verschieden ist. Der Gehalt an roten Blutkörperchen und an Blutplättchen konnte der gleiche sein, jedoch deren Beschaffenheit eine andere.

Der erste dieser Unterschiede wurde im Jahre 1900 durch den Wiener Arzt Karl Landsteiner entdeckt. Er erkannte verschiedene Arten von roten Blutkörperchen, die er in vier Gruppen einteilte: A, B, AB und O. Die vier menschlichen Blutgruppen waren entdeckt. Und damit eine neue Erkenntnis: Es bestehen verschiedene Arten von Blut, die alle normal sind. Damit wurde auf dem Wege zur Erkenntnis der Individualität des Blutes ein erster Schritt getan.

Die Transfusionen, die unter Beachtung der Verträglichkeit und der Unterschiedlichkeit der Blutgruppen durchgeführt wurden, hatten sehr hohe Erfolgsquoten, aber trotz allem gab es auch weiterhin tödliche Zwischenfälle. Ihre

Anzahl verringerte sich vom Jahre 1941 an nochmals, nachdem Landsteiner eine weitere Besonderheit des Blutes entdeckt hatte: den Rhesusfaktor, der eine noch genauere Bestimmung des zu übertragenden Blutes zuließ. Später wurden noch andere Blutgruppen entdeckt (zum Beispiel das Kell-, Duffy- und Kidd-System). Dadurch ließ sich die Zahl der Transfusionsunfälle noch weiter reduzieren.

Im Jahre 1952 wurde ein neuer Weg zur Differenzierung des Blutes gefunden. Der Franzose Jean Dausset entdeckte die Existenz von »Markern« (das System H.L.A.= Human Leucocyte Antigen – auch Transplantationsantigene genannt) auf den Membranen der weißen Blutkörperchen. Später wurden noch andere Marker entdeckt: auf Blutplättchen, im Serum, auf den Immunglobulinen und den Proteinen und sogar auf bestimmten Enzymen der Blutzellen.

Je mehr die Entdeckungen fortschreiten, desto mehr Mittel gibt es, um die Unterschiede zwischen den verschiedenen Blutgruppen zu bestimmen. Mehr als 30 Systeme von Markern sind bereits erkannt worden, die unendliche Kombinationsmöglichkeiten zulassen. Die Chance, einen biologischen Doppelgänger zu finden, steht im besten Falle eins zu einer Milliarde – das heißt, wenn man die theoretischen Wahrscheinlichkeiten für eine Person berechnet, für die man die in jedem einzelnen Marker-System am häufigsten vertretene Gruppe heranziehen würde.

Beim heutigen Stand der Entdeckungen kann die Wissenschaft also schon versichern, dass jedes Blut einmalig ist und dass die Blutzusammensetzung der einzelnen Individuen immer unterschiedlich ist. Damit wird die geistige Erkenntnis bestätigt, dass jedes Individuum nicht nur unterschiedliches Blut, sondern auch eine unterschiedliche Blutausstrahlung hat. Diese muss ja der infrage kommenden Seele angepasst sein, damit sie ihr als Brücke für ihre Betätigung auf Erden dienen kann.

4. Das Blut, Brücke für den Geist

Da das Blut das Bindeglied zwischen Geist und Körper ist, muss jede mengenmäßige Veränderung des Blutes auch eine Änderung der Verbindung mit sich bringen. Dem einzelnen Fall entsprechend wird das Band leicht gedehnt, stark erschlafft oder ganz unterbrochen sein, oder im Gegensatz dazu fester geknüpft oder stark gespannt.

Die quantitative Rolle des Blutes

Außer in einer Ausnahmesituation (Hämorrhagie/Blutung) sind die mengenmäßigen Veränderungen des Blutvolumens nicht sehr häufig oder groß. Die Blutmenge beträgt im Allgemeinen ein Dreizehntel des Körpergewichts, was ungefähr sechs Liter Blut bei einem Mann von 80 Kilogramm Gewicht bedeutet. Sie ist also konstant. Es gibt jedoch Menschen, von denen man sagt, dass sie »viel Blut haben«, während andere »nicht genug Blut haben«.

In der Karikatur stellt man die Erstgenannten mit rotem Gesicht dar. Sie neigen zu Blutandrang und sind korpulent mit blutunterlaufenen Augen, während die Zweitgenannten anämisch, blass und bleich, hohlwangig, wie ausgelöscht, mit matten Augen wirken. Die Vollblütigen wirken an die Materie gebunden, sie lieben die Tafelfreuden und sind gern in Gesellschaft. Sie sind aktiv, geraten schnell in Zorn und können gewalttätig werden. Der »anämische Typ« ist im Gegensatz dazu der Schatten seiner selbst, er erweckt nicht immer den Eindruck, da zu sein, er ist wenig unternehmungslustig, die »Freuden des Lebens« ziehen ihn nicht an, er flieht die Gesellschaft, den Lärm.

Den »Blutreichen« rät man, Blut abzugeben. Zu früheren Zeiten waren sie diejenigen, bei denen Aderlasse oder die Verwendung von Blutegeln als angezeigt galten. Den »Blutarmen« empfiehlt man dagegen reichhaltige, stärkende Lebensmittel zur Unterstützung der Blutbildung.

Wenn der Mensch bei einer seinem Körpergewicht entsprechenden Blutmenge sich seiner Umgebung normal bewusst ist, so verliert sich dieses Bewusstsein in dem Maße, wie die Blutmenge abnimmt. Bei starken Blutungen lockert sich das Band zwischen Körper und Geist. Je mehr Blut ausfließt, desto mehr scheint der Verwundete sich zu entfernen, das Bewusstsein zu verlieren. Wenn die zur Aufrechterhaltung der Verbindung notwendige

Blutmenge nicht mehr ausreicht, wird die Verbindung unterbrochen. Der Geist trennt sich vom Körper: Das ist der Tod, der Tod des physischen Körpers, der nicht mehr mithilfe der Blutausstrahlung durch den Geist lebendig gemacht und belebt werden kann. Wenn früh genug eine Blutzufuhr durch Bluttransfusion erfolgt, so kann der Tod vermieden werden. In diesem Falle liegt die Wirksamkeit der Transfusion in erster Linie im Wiederherstellen des Blutvolumens (quantitativ) und erst in zweiter Linie in der Zusammensetzung des benutzten Blutes (qualitativ). Tatsächlich werden Bluttransfusionen manchmal nur mit Plasma durchgeführt, das heißt, mit Blut, das keine roten und weißen Blutkörperchen etc. mehr enthält.

Der Einfluss der Blutqualität

Die qualitativen Veränderungen wiederum können unterschiedlicher Art sein. Jede Änderung des Gehalts an Sauerstoff, CO2, Glukose, Mineralsalzen, Vitaminen usw. zieht eine qualitative Veränderung der Blutzusammensetzung nach sich und dadurch eine Veränderung der Blutausstrahlung. Die Charakteristiken der Brücke sind nicht mehr die gleichen. Die Verbindung verändert sich. Das kann sich ausdrücken in einer weniger guten oder einer fehlenden Beherrschung des Körpers durch den Geist und durch einen teilweisen oder totalen Verlust des Tagbewusstseins.

Die qualitativen Veränderungen des Blutes können auftreten, weil die Nahrung nicht alle Nährstoffe enthält, die der Körper zur Blutbildung benötigt, oder weil der Körper aufgrund von Alter oder Krankheit nicht mehr die gewünschte Ausstrahlung erzeugen kann.

Wir wollen zunächst sehen, welche Konsequenzen die Veränderungen des Blutzuckerspiegels für die Möglichkeiten des Geistes haben können. Der Zuckergehalt des Blutes liegt normalerweise zwischen 80 und 110 Milligramm Glukose auf 100 Milliliter Blut. Bei über 120 Milligramm Blutzucker spricht man von Hyperglykämie, bei unter 80 Milligramm von Hypoglykämie. Es ist interessant, die Kontrollwerte des Zuckerprozentsatzes zu kennen, denn Zucker ist der energetische Kraftstoff des Körpers, und damit die Muskeln, die Organe und das Gehirn richtig funktionieren können, muss er in genügender Menge vorhanden sein.

Kontrollen an Tausenden von Menschen haben gezeigt, dass der mittlere Blutzuckerwert bei 90–95 Milligramm liegt, und dass bei diesem Zuckerspiegel das energetische Niveau zufriedenstellend ist. Jedoch in dem Maße, wie die Glukose verbraucht wird, verringert sich die erzeugte Energie, und eine physische und psychische Mattigkeit tritt ein. Das führt zu immer weniger Arbeitslust, und auch die Denkfähigkeit lässt nach. Bei etwa 70 Milligramm verwandelt sich die Mattigkeit in Müdigkeit, und Hunger tritt ein. Dieser Hunger hat zum Ziel, die Nahrungsaufnahme zu beschleunigen, um den Zuckerspiegel wieder auf über 80 Milligramm anzuheben.

Wenn nichts aufgenommen wird und so der Zuckerspiegel bis 65 Milligramm absinkt, verwandelt sich die allgemeine Esslust in eine Begierde nach süßen Lebensmitteln. Die Müdigkeit nimmt zu, die Gedanken verlangsamen sich noch mehr und werden verworren.

Wird die Hypoglykämie noch stärker, treten mancherlei Beschwerden auf: Kopfschmerzen, Übelkeit, aber vor allem extreme Schwäche, Gummibeine, Unfähigkeit zu denken, Schwindel und zuletzt Bewusstlosigkeit. Da die Glukose die einzige Energiequelle des Gehirns ist, erklärt man allgemein die Bewusstlosigkeit, indem man sagt, dass das Gehirn ohne Kraftstoff nicht arbeiten kann. Man kann jedoch genauso gut sagen, dass sie durch das Erschlaffen der Verbindung zwischen Geist und Körper verursacht wird. Tatsächlich ist das Zentrum des Bewusstseins im Geist. Der Bewusstseinsverlust ist also eine Folge davon, dass der Geist das Gehirn nicht mehr gebrauchen kann, was wiederum darauf zurückgeht, dass durch die Hypoglykämie die Blutausstrahlung und somit die Strahlungsbrücke verändert sind.

Diese Veränderung der Blutzusammensetzung und dadurch der Blutausstrahlung tritt ebenfalls ein, wenn der Zuckerspiegel zu hoch ist. Eine vorübergehende Hyperglykämie ist normal nach einer glukosereichen Mahlzeit. Der Körper ist außerdem in der Lage, den Zuckerspiegel auf den Normalwert von 80–110 Milligramm zu senken, indem er Insulin ausschüttet, das zuckersenkende Hormon der Pankreasdrüse.

Unglücklicherweise sind bei bestimmten Pankreaskranken, den Diabetikern, die Insulinabsonderungen von schlechter Qualität oder ungenügend. Der Zuckerspiegel bleibt folglich beständig erhöht. Er kann sogar, um ein

Beispiel zu geben, nach einem übertriebenen Zuckerkonsum gefährlich ansteigen und eine Hyperglykämie-Krisis verursachen. Das Ungleichgewicht der Blutzusammensetzung kann so weit gehen, dass der Kranke das Bewusstsein verliert und ins Koma fällt.

So wie auch im Falle der Hypoglykämie steht dem Geist keine Strahlungsbrücke mehr zur Verfügung, die es ihm ermöglichen würde, in Kontakt mit Gehirn und Körper zu bleiben. Wenn das diabetische Koma zu lange andauert, wird die Verbindung so schwach, dass sie zerbricht. Der Geist belebt den Körper nicht mehr, und der Tod ist die Folge.

Die Diabetes bietet außerdem noch ein anderes, sehr aufschlussreiches Beispiel für den Einfluss einer Veränderung der Blutausstrahlung auf die Verbindung zwischen Geist und Körper. Der Mangel an Insulin beim Diabetiker verhindert, dass der vorhandene Zucker im Blut an die Zellen weitergegeben wird. Um zu funktionieren, bauen diese die Zellfette ab, die nach der Umwandlung ihnen den fehlenden Kraftstoff liefern. Das, was normalerweise beim Fasten in kontrollierter und physiologisch nützlicher Art geschieht, passiert beim Diabetiker unkontrolliert: Aus Fetten werden die sogenannten Ketone (Azeton, Azetessigsäure ...) gebildet, was, wenn es im Übermaß geschieht, den Säurehaushalt des Körpers stark belastet. Infolgedessen wird das Blut mehr und mehr säurehaltig, was die Besonderheiten der Blutausstrahlung verändert. Wenn die Behandlung nicht schnell einsetzt, entfernt sich die Ausstrahlung noch mehr von der Norm, und der Patient fällt in einen tödlichen Schlaf. Auch hier lockert die Ausstrahlung die Verbindung mit dem Geist (ketonazidotisches Koma) oder verhindert sie völlig (Tod).

Eine mehr oder weniger enge Verbindung

Eine leichte Lockerung (Blockade, Beeinträchtigung) der Verbindung zwischen Geist und Körper kann manchmal monate-, ja, jahrelang dauern, wenn es der Ernährung dauernd an bestimmten Substanzen mangelt, die für das Blut zur Bildung einer normalen Blutausstrahlung absolut notwendig sind.

Das ist der Fall bei Personen, die eine laktovegetarische Kost zu sich nehmen, bei der weder Fleisch noch Fisch verzehrt wird, und noch mehr bei der reinen Pflanzenkost, bei der außerdem noch die tierischen Nebenprodukte (Eier, Milchprodukte) fortbleiben, und die also nur pflanzliche Produkte enthält (Getreide, Hülsenfrüchte, Obst, Gemüse). Obgleich man noch nicht genau weiß, welche Substanzen dem Blut bei diesen beiden Diätformen fehlen, sind die Auswirkungen dieser Einschränkungen bei einer großen Zahl von Menschen, die diese Diät einhalten, verhältnismäßig leicht zu beobachten. Sie machen oft den Eindruck, nicht ganz da, nicht richtig inkarniert zu sein.

Sie selbst begrüßen diesen Zustand und die Distanz, die sie zu materiellen Zielen und Gütern gewinnen, als einen geistigen Fortschritt. Doch in Wirklichkeit haben sie nicht von den irdischen Neigungen Abstand gewonnen, sondern nur vom Gegenstand solcher Wünsche. Ihr Geist ist also nicht mehr so stark mit dem Körper verbunden.

Es gibt auch eine entgegengesetzte Situation – die jeder schon erlebt hat –, in der der Geist sehr stark mit dem Körper verbunden ist. Das ist die Situation der »Angst« oder Bedrohung (oder etwas Ähnlichem), wobei sich der Geist einer Gefahr gegenübersieht. Dabei ist die Ausstrahlung des Blutes stark verändert und verstärkt durch verschiedene hormonale Ausscheidungen, vor allem durch Adrenalin. Der Geist schwebt nicht fern der irdischen Realität, er ist im Gegenteil stark mit ihr verbunden und zum irdischen Handeln über den Körper bereit: Alle Sinne sind wach, der Verstand »geschärft«, alle Muskeln gespannt, bereit einzugreifen, die Gedanken vollständig auf den gegenwärtigen Augenblick und auf die Gefahr, welche es auch sei, woher sie auch komme, konzentriert.

Wenn die Reaktionen angemessen sind, und der Betreffende sich heil und gesund aus der kritischen Lage, in der er sich befand, gerettet hat, sagt man ganz richtig, er habe eine große Geistesgegenwart bewiesen.

Die Blutausstrahlung, die im Gefahrenmoment entsteht, ist also eine Hilfe und nicht ein Hindernis. Sie macht zum Handeln bereit und unterstützt so gesehen den Geist in seinen Bemühungen. Wenn man sie dagegen als unheilvoll ansieht und dagegen ankämpft, um sie zum Verschwinden zu bringen, verringert man die Möglichkeiten zum Handeln. Das kann dazu führen, dass man unfähig wird zu reagieren, zu handeln, ja, man kann vollständig ausgebootet und überwältigt werden, nicht durch das Hindernis oder die widrige Lage, sondern weil die besondere Blutausstrahlung nicht ausgenutzt und beherrscht worden ist, wie es notwendig gewesen wäre.

Die wesentliche Rolle des Blutes und seiner Ausstrahlung bei der Bildung einer Brücke für den Geist zeigt sich auch bei Bluttransfusionen, wenn das übertragene Blut nicht der Blutgruppe des Empfängers entspricht. Im Vortrag »Das Blutgeheimnis« schreibt der Autor der Gralsbotschaft:

> *»Würde man bei Blutübertragungen eine andere Blutgruppe verwenden, so sieht sich die einem solchen Körper innewohnende Seele an der vollen Entfaltung ihres Wollens gehindert, vielleicht ganz abgeschnitten, da mit dem Blute anderer Zusammensetzung auch die Ausstrahlung sich verändert, die der Seele nicht mehr angepaßt ist. Sie vermag die Ausstrahlung anderer Art nicht ganz oder gar nicht zu verwenden.*
>
> *Ein solcher Mensch würde dann äußerlich in seinem Denken und Handeln gehindert erscheinen, weil sich seine Seele nicht richtig betätigen kann. Es kann sogar so weit gehen, daß die Seele, von ihrem Wirkenkönnen abgeschnitten, sich von dem Körper langsam löst und diesen verläßt was gleichbedeutend mit dem irdischen Tode ist.«*

Alter und Tod

Im Laufe des Lebens können andere Umstände eine Veränderung der Blutausstrahlung herbeiführen: die Schwächung des Körpers im Alter zum Beispiel, die dem Organismus nicht mehr erlaubt, eine so intensive Blutausstrahlung zu erzeugen, dass sie eine gleich starke Brücke zum Geist herstellt wie in der Jugend. Wenn das hohe Alter ohne Krankheit eine Schwächung der Ausstrahlung bewirkt, dann lockert der Körper nach und nach die Verbindung zur Seele. Der alte Mensch, genauer gesagt, sein Körper, gibt zuletzt »die Seele zurück«. Dies ist der Vorgang des natürlichen Todes, bei dem sich die Seele spontan und problemlos vom Körper löst.

Heutzutage sterben jedoch immer weniger Menschen auf natürliche Weise. Der Bruch der Verbindung geschieht viel öfter durch eine Schwächung der Ausstrahlungen infolge schwerer Krankheit oder Zerstörung des Körpers durch Gewalt (Unfall, Verbrechen, Krieg, Selbstmord).

Dass ein kranker Organismus keine normale Blutausstrahlung mehr erzeugen kann, ist leicht zu verstehen. Die ermüdeten oder teilweise nicht funktionierenden Organe tragen nicht richtig zur Bildung und zum Aufrechterhalten einer normalen Blutzusammensetzung bei.

Bei Verletzungen dagegen hat die Veränderung der Blutausstrahlung zwei Ursachen: Sei es, wie im Krankheitsfall, durch plötzliche Schwächung oder Zerstörung der Organe, die zur Aufrechterhaltung der Blutzusammensetzung beitragen, sei es durch starken Blutverlust als Folge von Verletzungen. In diesem Falle schwächt nicht nur die Verringerung der Blutmenge die Verbindung zwischen Körper und Geist, sondern auch die fehlende Wärme. Jedenfalls bewirkt ein starker Blutverlust ein Nachlassen des Stoffwechsels und als Folge davon einen Temperatursturz im Körper. Der Wärmeverlust wird also nicht nur herbeigeführt, wenn der Körper lange Zeit der Kälte ausgesetzt ist, wie es geschieht, wenn jemand unter eine Lawine gerät, in einen Fluss mit eiskaltem Wasser fällt oder sich im Winter in den Bergen verirrt, er kann auch durch starke Blutverluste verursacht sein.

Die Blutausstrahlung ist ganz unterschiedlich, wenn der Körper eine Normaltemperatur von 36,5°C hat oder wenn die Temperatur auf 30°C abfällt. In diesem Falle ist die Temperatur so niedrig, dass der Geist fast keine Möglichkeit mehr hat, den Körper zu beleben: Das Herz hört auf zu schlagen, die Atmung stockt, der Körper nimmt eine tiefblaue Färbung an und fühlt sich kalt an.

Das fehlende Blut durch Transfusionen zu ersetzen, löst nur einen Teil des Problems, seinen quantitativen Aspekt. Qualitativ gesehen muss das Blut auch einen ausreichenden Wärmegrad erlangen, damit die magnetische Ausstrahlung des Blutes den Geist wieder voll und ganz anzieht, und er so den Körper wieder beleben und beseelen kann.

Früher hat man versucht, den Körper wieder zu erwärmen, indem man ihn in Decken einwickelte, die Atemluft anwärmte, Magen und Bauchhöhle mit warmem Wasser durchspülte. Diese verschiedenen Behandlungsmethoden waren, selbst miteinander verbunden, nicht immer so wirksam, wie man es gewünscht hätte, denn das Blut wurde erst in zweiter Linie wieder erwärmt: nach der Wiedererwärmung des Körpers. Heute gibt es Apparate, die das Blut direkt wieder erwärmen. Das Blut wird aus einer Arterie abgezogen und seine Temperatur auf 38,8°C angehoben, indem man es durch von warmem Wasser umspülte Röhren leitet.

Dann wird das Blut in eine Vene wieder eingeleitet. Diese Behandlungsweise hat sich als sehr viel wirksamer erwiesen. Der Grund dafür ist leicht zu verstehen: Dank der Erwärmung des Blutes hat dieses schneller die Temperatur, die der Blutausstrahlung ihre ganze Macht und Kraft zurückgibt und es so dem Geist ermöglicht, den Organismus und den Stoffwechsel zu reaktivieren, das heißt, den Körper am Leben zu erhalten.

Schlaf und Träume

Wenn beim Tode die Verbindung zwischen Geist und Körper unterbrochen wird, so erfolgt beim Schlafe, dem »kleinen Bruder des Todes«, nur eine gewisse Lockerung. In der Gralsbotschaft wird der Vorgang folgendermaßen beschrieben:

> *»Sogar beim Schlaf des grobstofflichen Körpers erfolgt eine Lockerung des festen Anschlusses der Seele, weil der Körper im Schlafe eine andere Ausstrahlung gibt, die nicht so fest hält, wie die für den festen Anschluß bedingte. Da diese aber noch zugrunde liegt, erfolgt nur eine* ***Lockerung****, keine Trennung. Diese Lockerung wird bei jedem Erwachen sofort wieder aufgehoben.«*
> *(Vortrag »Der Name«)*

Dies bestätigen Entdeckungen der Wissenschaft bezüglich des Schlafes. Wenn jemand einschläft, so verlangsamen sich alle Lebensfunktionen, sein Herz schlägt langsamer, er entspannt sich, und seine Körpertemperatur sinkt. Diese Zeichen nachlassender Aktivität sind ebenfalls im Gehirn nachweisbar durch die Messungen der Elektroenzephalografie. Das Gehirn, der große Koordinator aller Funktionen, sendet mikroelektrische Wellen aus, die entsprechend seiner Aktivität unterschiedlich sind. Im Zustand des Wachens haben diese vom Gehirn ausgesandten Wellen eine Frequenz, die bis auf 30 Schwingungen pro Sekunde ansteigen kann. Die Frequenz vermindert sich entsprechend den verschiedenen Einschlafphasen, um schließlich eine halbe Schwingung pro Sekunde im Tiefschlaf zu erreichen.

Organische Funktionen und Gehirntätigkeit sind demnach während des Schlafes schwach. Die Verringerung des Stoffwechsels bringt als natürliche Folge die Verminderung der Blutausstrahlung und so die Abschwächung der Verbindung zwischen Geist und Körper mit sich. Diese Abschwächung kann vom Schläfer empfunden werden. Beim Einschlafen verliert er den Kontakt mit der Umgebung, und oft träumt er, dass er fällt. Der Eindruck des Fallens entspricht dem »Ruck« beim Lockern der Verbindung zwischen Geist und Körper.

Übrigens kann die Phase der völligen Entspannung, die Phase des paradoxen Schlafes oder die REM-Schlaf-Phase (REM: Rapid Eye Movement), nur erreicht werden, wenn der Schläfer liegt. Denn nur in dieser Lage kann der Geist die Verbindung zum Körper lockern, ohne ihn der Gefahr eines Sturzes auszusetzen. Das ist nicht der Fall in sitzender oder stehender Position – Haltungen, die der Körper nur bei Anwesenheit des Geistes einnehmen kann. Auf sich allein gestellt kann der Körper weder stehen noch sitzen. Er braucht dafür eine Muskelspannung, die durch die Einwirkung des Geistes herbeigeführt wird.

Eine andere bedeutsame Tatsache muss noch erwähnt werden: Die Traumphase REM, in der das Band zwischen Geist und Körper am weitesten ausgedehnt ist, wird umso schneller erreicht, wenn der Schläfer sich in einem Zimmer mit niedriger Temperatur aufhält. Das lässt die Körpertemperatur schneller absinken, sodass die Blutausstrahlung sich in einer Art verändert, die die Lockerung der Verbindung zwischen Körper und Geist erleichtert.

Schwangerschaft und Blutausstrahlung

Um ein möglichst vollständiges Bild von der Rolle des Blutes als Brücke und der Aufgabe der Blutausstrahlungen zu gewinnen, müssen wir noch sehen, wie und wann der Geist sich mit dem Fötus (Kind im Mutterleib) verbindet, also mit der künftigen irdischen Hülle, die im Leib der Mutter herangebildet wird.

Die irdische Hülle ist nur ein Werkzeug, aus ihr geht der Geist nicht hervor. Der Geist besteht vor dem Körper, der ihn beherbergen darf. Der Körper nimmt außerdem nur nach und nach seine endgültige – und dem Geist angepasste – Form an, im Laufe seiner Entwicklung während des Wachstums, der Kindheit und bis zur Jugend.

Nun ist aber während der ersten Entwicklungsstadien der Embryo nicht imstande, eine Brücke für den Geist zu bieten, da einerseits das Blutvolumen noch sehr beschränkt ist, und andererseits das Blut noch nicht in seiner eigentlichen Form besteht. Wenn im Übrigen ein erwachsener Körper am Ende seines Lebens nicht mehr fähig ist, stark genug auszustrahlen, um mit der Seele verbunden zu bleiben, so kann man sich auch fragen, ob ein

Embryo, der einige Zentimeter groß ist, dazu fähig wäre, besonders, wenn man überlegt, dass seine Organe sich noch entwickeln und infolgedessen nicht aktiv an der Bildung des Blutes beteiligt sein können.

Die Verbindung zwischen Seele (Geist) und Embryo muss dennoch ziemlich früh stattfinden, weil die Entwicklung des Embryos für einen ganz bestimmten Geist vor sich geht. Die Bildung des Körpers darf nicht allein nach den Informationen des genetischen Codes vor sich gehen, sondern muss auch den Besonderheiten des Geistes, der ihn bewohnen wird, angepasst sein.

Welches ist also die Brücke, die der Geist in Erwartung der Inkarnation benutzen wird, um sich mit seinem künftigen Körper zu verbinden, solange dessen Ausstrahlung nicht stark genug ist? Die Antwort auf diese Frage ergibt sich aus den Kenntnissen über die Blutausstrahlungen. Da die Brücke nur durch Blutausstrahlungen gebildet werden kann, kommt hierfür nur das Blut infrage, das dem werdenden Kindeskörper am nächsten und auch immer verfügbar ist: das Blut der Mutter.

Wir müssen hier unterstreichen, dass im

Gegensatz zu einer verbreiteten Meinung es nicht das Blut der Mutter ist, das den Embryo durchströmt. Zu keinem Zeitpunkt, außer bei einem Unfall, dringt das Blut der Mutter in den Blutkreislauf des Kindes ein. Beide haben ihr eigenes Kreislaufsystem. Gewiss, das Blut der Mutter durchströmt und »ernährt« die Plazenta, aus der sich der Fötus ernähren wird, aber die beiden Blutzirkulationssysteme bleiben immer getrennt.

Die Ausstrahlung des mütterlichen Blutes erlaubt es also der Seele, sich dem Körper zu nähern, der im Leib der Mutter heranwächst. Dabei handelt es sich zunächst, vom Moment der Empfängnis an, nur um eine lockere Bindung; es ist noch lange nicht die Inkarnation, da der Embryo in der ersten Zeit seiner Entwicklung noch keine menschliche Form hat, die fähig wäre, den Geist aufzunehmen.

Die Inkarnierung kann erst stattfinden, wenn der Fötus und das Blut sich so weit entwickelt haben, dass sie dem Geist sowohl ein Gefäß als auch die notwendige Brücke bieten können. Außerdem ist der Embryo in den ersten Tagen nach der Befruchtung nur eine Anhäufung von sich vervielfachenden Zellen, und er wird alle Stadien der Evolution durchmachen, die die

Tierarten im Laufe der Jahrtausende durchlaufen haben. Zunächst wird er den Wassertieren ähneln: Molluske, Fisch. In diesem Stadium hat er eine Art von Kiemen. Dann nimmt er die Form von Amphibien an, dann der Landtiere und steigt danach die Entwicklungslinie weiter auf bis zu den Säugetieren: zum Primaten und zuletzt zum Menschenkörper. Erst am Ende des ersten Schwangerschaftsmonats nehmen die Organe des Embryos ihre Struktur und ihre annähernde Gestalt an. In den folgenden zwei bis drei Monaten werden sie sich in den Einzelheiten vollenden, das heißt, ungefähr bis zur Mitte der Schwangerschaft. Zu dieser Zeit, vom vierten Monat an, sind die Organe des Fötus fast identisch mit denen eines Neugeborenen, einschließlich ihres innersten Aufbaus.

Blutgefäße bestehen relativ früh, aber das Herz beginnt erst am 24. Tag zu schlagen, wirkungsvoll jedoch erst etwa ab dem 29. Tag. Das Blut ist also in den Blutgefäßen vorhanden, zirkuliert jedoch nicht. Es hat außerdem nicht die gleiche Zusammensetzung wie das Blut des Erwachsenen. Die roten Blutkörperchen werden erst nach der zweiten Woche gebildet und besitzen als Besonderheit einen Zellkern, der später verschwindet und der in den normalen roten Blutkörperchen nicht mehr vorhanden ist. In der vierten Woche werden durch das embryonale Bindegewebe und das Endothel der Blutgefäße des Embryos rote Blutkörperchen ohne Zellkern gebildet. Von der sechsten Woche an werden sie auch durch die Leber gebildet; durch Milz und Lymphgewebe vom dritten Monat an.

Fast alle Organe, die an der Blutbildung beteiligt sind, sind beim Fötus vom vierten Monat an in Funktion. Das Blut hat jetzt eine genügend entwickelte Zusammensetzung, um eine Ausstrahlung zu bilden, die der Seele als Brücke dienen kann. Demnach wird sich von diesem Zeitpunkt an, in der Mitte der Schwangerschaft, die Inkarnation vollziehen können. Und genau das findet statt, wie Abd-ru-shin bestätigt:

> *»Die Inkarnierung, also Eintritt der Seele, erfolgt* ***in der Mitte der Schwangerschaft****. Der gegenseitig wachsende Reifezustand, der der werdenden Mutter wie der der Inkarnierung zuneigenden Seele, führt auch noch eine besondere* ***irdischere*** *Bindung herbei. Es ist dies eine Ausstrahlung, die durch den gegenseitigen Reifezustand hervorgerufen wird und unaufhaltsam in natürlicher Auslösung einander*

entgegenstrebt. Diese Ausstrahlung wird immer stärker, kettet Seele und werdende Mutter in verlangender Art immer fester aneinander, bis zuletzt bei bestimmter Reife des sich entwickelnden Körpers im Mutterleibe die Seele von diesem förmlich aufgesogen wird.

Dieser Augenblick des Eintretens oder des Eingesogenwerdens bringt nun naturgemäß auch die erste Erschütterung des kleinen Körpers mit sich, die sich in Zuckungen zeigt, welche die ersten Kindesbewegungen benannt sind. Dabei tritt in der werdenden Mutter sehr oft eine Umwandlung ihrer Empfindungen ein. Je nach der Art der eingetretenen Menschenseele beglückend oder auch bedrückend.«

(Vortrag »Die Sexualkraft in ihrer Bedeutung zum geistigen Aufstiege«)

Der Geist inkarniert sich also nicht bei der Befruchtung. Zu diesem Zeitpunkt besteht lediglich eine Beziehung zu der damit gebotenen Inkarnierungsmöglichkeit. Er inkarniert sich auch nicht erst bei der Geburt, sondern in der Mitte der Schwangerschaft. Mit dem »Eintritt in den Körper« kann der Geist diesen viel stärker mit seinem Siegel prägen, da die Beziehung sich nun – von dem schwachen Band, das sie vorher war – zu einer engen Verbindung gefestigt hat. Dies wird sich in der Entwicklung der Organe, deren Heranreifen sich während der ganzen zweiten Hälfte der Schwangerschaft fortsetzt, beweisen, aber auch bei den Besonderheiten des Blutes, die nun dem inkarnierten Geiste entsprechen.

Die Ausstrahlung des mütterlichen Blutes bildet die Brücke für den Geist des Kindes, das geboren werden soll. Ohne diese Brücke wäre die Verbindung des Geistes mit dem sich bildenden Körper unmöglich. Die Brücke ist unerlässlich, und man kann ohne Weiteres voraussagen, dass es nicht gelingen wird, ein Retorten-Baby im wahren Sinn des Wortes »herzustellen«, das heißt, eine außerkörperliche Schwangerschaft mithilfe von Apparaten, so raffiniert sie auch sein mögen, zu erreichen. Die Notwendigkeit einer Strahlungsbrücke zwischen Mutter und Kind ist nicht zu umgehen.

Schmarotzer und Ausstrahlungen

Um die Rolle, die das Blut als Brücke spielt, noch weiter zu beleuchten, müssen wir auch von ganz besonderen Situationen sprechen, in denen ein Geist die Blutausstrahlungen eines anderen Menschen als Schmarotzer benutzt.

Wir haben gesehen, dass der Geist des Kindes, das zur Welt kommen soll, zu Anfang die Blutausstrahlung seiner Mutter benutzte, um sich an seinen späteren Körper anzuschließen.

Das ist ein natürlicher, notwendiger Weg. Es kann aber auch ein jenseitiger Geist diesen Weg der Annäherung (aus unterschiedlichsten Gründen) suchen, ohne in eine Erdinkarnierung zu drängen. Ein solcher nicht inkarnierter Geist kann sich nicht an irgendein Blut anschließen, er muss eine gleichartsbedingte Verwandtschaft mit den Ausstrahlungen des infrage kommenden Erdenmenschen und seines Blutes besitzen. Weiter oben wurde genauer ausgeführt, dass die Ausstrahlung des Blutes der Art des inkarnierungswilligen Geistes entsprechen müsste. Während der Zeit der Schwangerschaft kann sich im Normalfall nur ein Geist, der der Mutter ähnlich ist, inkarnieren; eine geistige Verwandtschaft also, die man dann fälschlicherweise als »Vererbung« ansieht und den Übertragungen des genetischen Codes zuschreibt.

Doch die Übertragung des genetischen Codes spielt nur für den Körper eine Rolle, da der Geist vor ihm besteht. Die Vererbung ist nur physisch, während es eine geistige Vererbung nicht gibt. Die Ähnlichkeiten zwischen den Eltern und Kindern haben ihre Ursache in der Anziehung der Gleichart, die sich zwischen den Eltern und dem ähnlich veranlagten Geist des Kindes auswirkt.

Diese Verwandtschaft zwischen den Eltern und dem Kind muss sich aber nicht notwendigerweise auf die Blutgruppe auswirken. Die Blutgruppen sind nur eine von zahlreichen Charakteristiken des Blutes.

Zurück zu den Schmarotzern an den Blutausstrahlungen. Hier wird die Blutausstrahlung zu ganz anderen Zwecken genutzt, als das bei einem zur Inkarnierung drängenden Geist der Fall ist. Es handelt sich dabei vielmehr um jenseitige Seelen, die ohne Inkarnation — aus welchen Gründen auch immer - den Weg zu irdischer Betätigung suchen und dann Phänomene auslösen wie das Verrücken von Gegenständen oder die Ausübung von Streichen usw. Durch solche Merkwürdigkeiten wird die ganze Häuslichkeit terrorisiert: Türen öffnen sich von allein, Gegenstände verändern geheimnisvoll ihre Lage, fallen auf den Boden, zerbrechen; Vorhänge bewegen sich, ohne dass ein Luftzug entdeckt werden kann, seltsamer Lärm und

Klatschen von Schlägen werden gehört ...

Am weitesten kam man in der Erklärung dieser Phänomene mit der Feststellung, dass sie immer dann auftraten, wenn eine bestimmte Person anwesend war. Die Beobachtung, der man diese Person unterwarf, ergab niemals eine Beteiligung ihrerseits an der Ausführung solcher Phänomene. Doch das Geheimnis, wieso solche Dinge geschehen können, blieb bestehen, zumal sie meistens nach einigen Wochen oder Monaten ohne erkennbaren Grund aufhörten.

Die Erklärung des Geschehens wird in der Gralsbotschaft gegeben. Sie hat mit der Blutausstrahlung der Person zu tun, deren Anwesenheit diese Vorkommnisse zulässt:

> *»Der Grund der Eigenart liegt in der jeweiligen Ausstrahlung des Blutes, sobald dies* ***eine ganz bestimmte Zusammensetzung*** *hat.* ***Daraus*** *nimmt der Menschengeist ohne grobstoffliche Erdenhülle die Kraft zur Ausführung seiner Wünsche, sich bemerkbar zu machen, die oft zu lästigen Ungezogenheiten sich entwickeln.*
>
> *Jeder Mensch hat verschiedene Blutausstrahlungen, worauf ich schon früher*

einmal hinwies, und diese Zusammensetzung verändert sich während des Erdenlebens mehrmals, womit auch stets die Art der Ausstrahlung dieses Blutes wechselt. Aus diesem Grunde ist die sonderbare Wirkung einiger Menschen zur Auslösung der seltsamen Geschehen auch in den meisten Fällen nur eine ganz bestimmte Zeit, also ***vorübergehend****. Es gibt fast keinen einzigen Fall, wo es das ganze Erdensein hindurch anhält. Manchmal währt es nur Wochen oder Monate, selten Jahre.*

Wenn also ein derartiges Geschehen plötzlich einmal aufhört, so ist das kein Beweis dafür, daß der betreffende Geist dann nicht mehr vorhanden oder gelöst ist, sondern er hat in den meisten Fällen nur plötzlich keine Möglichkeit mehr, sich so grob bemerkbar zu machen.«

(Vortrag »Besessen«)

Das geschieht durch eine Veränderung der Blutzusammensetzung, deren Ausstrahlung nun dem nicht inkarnierten Geist keine Brücke mehr bietet.

Das Phänomen der Besessenheit

Das soeben angeführte Beispiel von Schmarotzertum kann als eher harmlos bewertet werden. Es gibt viel ernstere Fälle, in denen der nicht inkarnierte Geist sich nicht damit begnügt, die Kraft der Blutausstrahlung seines Opfers auszuschöpfen, um selbst zu handeln, sondern in denen er sowohl die Ausstrahlungen als auch den Körper seines Opfers benutzt, um in der Materie wirken zu können.

Diese tragischen Situationen sind ganz richtig als Besessenheit beschrieben worden. Tatsächlich bedient sich ein jenseitiger Geist der Strahlungsbrücke, die sein Opfer ihm bietet, um den Körper in Besitz zu nehmen und sich seiner für die eigenen Absichten zu bedienen. Der Körper wird also zwar von einem Geist benutzt, aber in diesem Falle nicht von dem rechtmäßigen Besitzer. Der Eindringling kann diesen natürlich nicht vollständig vertreiben, da sonst der Körper nicht mehr belebt würde und sterben müsste; denn der fremde Geist ist nicht eng genug mit dem »besetzten« Körper verbunden, um ihn selbst am Leben erhalten zu können.

Um einen Körper zu besetzen, benötigt der

eindringende Geist nicht nur einen Erdenkörper mit einer Blutausstrahlung, die seiner eigenen Art entspricht; auch eine bestimmte Schwäche und mangelnde Abwehrkraft des rechtmäßigen »Besitzers« dieses Körpers ist Voraussetzung. Darin liegt zugleich der Schutz vor solchen Eindringlingen: Wehrlos ist niemand dem Bestreben Jenseitiger ausgesetzt. Einfache Abwehrreaktionen, meist unbewusst, reichen aus, um sich vor solchen Versuchen zu schützen. Ganz zu schweigen von dem Schutz, den eine sichere innere Einstellung, die Geisteshaltung und die ihr zugehörige »solide« Blutausstrahlung gewährleisten.

Die Besetzung eines Körpers kann von längerer oder kürzerer Dauer sein. Logischerweise findet das Besessensein vor allem im Gehirn statt, denn dies ist die Kommandozentrale für den ganzen Organismus. Das Gehirn, das ein Werkzeug ist, wird so abwechselnd benutzt, bald vom eingedrungenen Geist, bald vom rechtmäßigen Geist, oder aber auch gleichzeitig, wenn die beiden Geister sich darum streiten. Daraus entsteht unvermeidlich eine große Verwirrung in den Gedanken, den Worten und Handlungen, die darauf zurückgeht, dass zwei verschiedene Benutzer mit ein und demselben Werkzeug arbeiten. Um unseren Vergleich zwischen Gehirn und Computer wieder aufzunehmen: Das Durcheinander, das von dem Besessensein herrührt, ist genauso, wie es sich aus der Arbeit von zwei Programmierern ergeben würde, die gleichzeitig, aber mit unterschiedlichen Programmen, ein und denselben Computer benutzen würden.

Die Überanstrengung, der das Gehirn ausgesetzt ist, führt dazu, es zu erschüttern und zu zerrütten, was zu noch größerer Verwirrung beiträgt. Sie kann sich auf verschiedene Arten zeigen, die sehr unterschiedlich sein können, entsprechend dem jeweils infrage kommenden Fall: Aufmerksamkeits- und Konzentrationsschwierigkeiten, Fehlen von Logik, Schwierigkeiten mit der Ausdrucksweise (gehetzt und unzusammenhängend), vorübergehende Abwesenheit, Auf-sich-selbst-Zurückgezogensein, Passivität oder, im Gegenteil, Aufgeregtheit, wahnsinniges Verhalten, Aggressivität, Mangel an Beständigkeit, unvorhersehbare Reaktionen, bizarres und widersprüchliches Verhalten, fixe Ideen.

Entsprechend dem Grad und der Art des Besessenseins wird das Verhalten ständig oder auch nur periodisch anormal sein. Von außen gesehen ist das Verhalten eines solchen

Menschen unverständlich. Deshalb wird er als wahnsinnig bezeichnet. Sein Wahnsinn besteht in der Schwierigkeit, die der legitime Geist hat, sich in verständlicher Weise zu betätigen, in dem Kampf, den sich die beiden Geister liefern, und den Äußerungsversuchen des zweiten Geistes, die nicht mit der Logik und der Persönlichkeit des ersten übereinstimmen.

Das Besessensein geschieht nicht immer nur durch einen einzigen Geist, es können sich auch mehrere Geister um den Besitz eines Gehirns streiten. Für den Beobachter macht der Kranke den Eindruck, als ob er im Laufe des Tages die Persönlichkeit wechselt. So ist er zum Beispiel in einem Augenblick sanft und überlegt, in einem anderen gewalttätig und impulsiv oder auch fein und kultiviert, dann grob und roh. Er kann abwechselnd den Eindruck erwecken, über einen Gegenstand sehr reiche Kenntnisse zu besitzen und dann in dieser Sache vollkommen unwissend zu sein. In bestimmten Fällen zählt man bis zu einem Dutzend verschiedener Persönlichkeiten bei einem einzigen Kranken.

Der Arzt betrachtet das im Allgemeinen als verschiedene Rollen, die nacheinander von einer einzigen Person gespielt werden: dem legitimen Eigentümer des Gehirns. In Wirklichkeit handelt es sich um einen regelrechten Streit von nicht inkarnierten Geistern untereinander und mit dem legitimen Geist um die Benutzung eines Gehirns.

Die Erklärung, die die Schulmedizin für eine psychische Krankheit wie die Schizophrenie gibt, hat eine auffallende Ähnlichkeit mit den Beschreibungen, die oben über das Besessensein gegeben wurden. Es fehlt der Schulmedizin lediglich die Erklärung der Ursache – von der sie selbst sagt, dass sie sie nicht kennt –, die ihr jedoch erlauben würde, die Kranken wirkungsvoll zu behandeln. Die nachfolgend wiedergegebene medizinische Definition der Schizophrenie (Petit dictionnaire médical, Editions Masson, Paris) können wir mit den in Klammern gesetzten Erklärungen ergänzen:

> *»Die Schizophrenie ist ein endogenes Leiden unbekannter Ursache, hauptsächlich gekennzeichnet durch: die Spaltung der Persönlichkeit mit ideoverbaler Zusammenhanglosigkeit, verwirrten, schlecht systematisierten Vorstellungen (zwei Geister streiten um ein Gehirn); den Eindruck, unter dem Einfluss fremder Mächte zu stehen (dem*

des oder der nicht inkarnierten Geister); das Gefühl der Entfernung von sich selbst (der legitime Geist wird verdrängt); den Eindruck persönlichkeitsfremder Gefühle (das sind die von dem anderen Geist wahrgenommenen); den Verlust eines Zusammenhangs mit der Wirklichkeit (wegen des Abstands zwischen dem körperlich Erlebten und dem unzureichend mit seinem Körper »verbundenen« Geist); im Allgemeinen ohne Beeinträchtigung des klaren Verstandes und ohne unumkehrbare Schädigung der intellektuellen Fähigkeiten (da es sich nicht um eine Krankheit des Gehirns handelt, sondern um einen Streit zwischen zwei Geistern über dessen Gebrauch).«

Weil das Bestehen der Blutausstrahlungen nicht bekannt ist und weil die Unterscheidung zwischen Geist und Körper nicht anerkannt, sondern abgelehnt wird, bezeichnet man oft Kranke als unheilbar wahnsinnig, obgleich sie besessen sind und durchaus Gewinn aus einer Behandlung ziehen könnten. Eine Behandlung könnte darin bestehen, die Zusammensetzung des Blutes dergestalt zu verändern, dass die wiederhergestellte richtige Blutausstrahlung es dem legitimen Geist ermöglichen würde, seine

Fähigkeiten ungestört zu entfalten.

Diese Art der Behandlung ist allerdings nur möglich, wenn das Gehirn intakt ist; sie kann demnach nicht helfen, wenn der Irrsinn durch eine Erkrankung des Gehirns selbst verursacht wird.

5. Der Einfluss des Blutes auf den Geist

Im vorherigen Kapitel haben wir die Rolle der Blutausstrahlung in ihrer Aufgabe als Brücke und Bindeglied zwischen Körper und Seele (Geist) erörtert. Jetzt werden wir sehen, welche Rolle die Blutausstrahlungen für die Wahrnehmungsmöglichkeiten des Geistes spielen.

Wahrnehmungen des Geistes und Blutausstrahlung

Die Hauptaufgabe des Blutes besteht darin, dem Geist die von ihm benötigten Ausstrahlungen zu bieten. Aber diese Ausstrahlungen hängen von der Zusammensetzung des Blutes ab. Jeder Bestandteil des Blutes – die roten Blutkörperchen, Proteine, Mineralsalze usw. – spielt seine Rolle bei der Bildung der Gesamtausstrahlung des Blutes. Das gesunde Blut, das alle diese Bestandteile in ganz bestimmten Mengen enthält, bietet demnach dem Geist alle benötigten Ausstrahlungen.

Wenn sich die Zusammensetzung der verschiedenen Bestandteile verändert, verändert sich auch die Blutausstrahlung. Fehlt eine der für die Bildung des Blutes notwendigen Substanzen, so ist die entsprechende Ausstrahlung nicht mehr gewährleistet und für den Geist nicht mehr verfügbar. Er ist ihrer beraubt. Wenn im Gegensatz dazu ein Inhaltsstoff, der normalerweise kein Teil der Blutzusammensetzung ist, plötzlich im Blut auftritt – zum Beispiel nach einer Vergiftung –, so wird die Blutausstrahlung ebenfalls verändert, jedoch in einem dem Geist ungewohnten Sinne. Der Substanz entsprechend kann die Auswirkung zu Unausgeglichenheit führen, zu Erschütterungen – oder sich sogar als unheilvoll für die Verbindung zwischen Geist und Körper herausstellen.

Wie auch die qualitativen Veränderungen des Blutes sein mögen, jede Verschlechterung verwandelt die Blutausstrahlungen und verändert dadurch die Wahrnehmungsmöglichkeiten des Geistes. Die Art seiner Empfindung und das Bewusstsein, das er von sich selbst hat, werden verwandelt. Denn was der Geist von seiner Umgebung wahrnimmt, wird ihm durch die Blutausstrahlung übermittelt, die jede auf ihre Art durch ihre Besonderheiten, ihre »Färbung«, mit allen anderen zusammen dazu beiträgt, dass der Geist die gesamte Skala der Ausstrahlungen zur Verfügung hat, die er für sein Handeln in der Materie und für die Aufnahme der Eindrücke und Informationen aus seiner irdischen Umgebung benötigt.

Der Durchgangs- und Verbindungsweg, den die Ausstrahlungen darstellen, ist der einzige und unumgängliche Weg für diese Eindrücke und Informationen. Einen anderen gibt es nicht.

Die Wahrnehmungen des Geistes hängen also von den Blutausstrahlungen ab wie das Sehen unserer Augen von unseren Brillengläsern. Ein Brillenträger sieht die Welt durch seine Brillengläser, und diese von ihm wahrgenommene Welt hängt von den Besonderheiten seiner Gläser ab. Wenn diese Gläser für das Sehen in der Nähe geschliffen sind, wird seine Sicht nicht die gleiche sein wie bei Gläsern, die für das Sehen in die Ferne gearbeitet wurden. Oder: Sind die Gläser stark getönt, wird die Welt als dunkel wahrgenommen werden. Die Welt muss deshalb nicht unbedingt düster sein, aber wegen der Färbung der Gläser wird sie als dunkel angesehen und als solche empfunden. So wird der Eindruck, den der Mensch von einem Ereignis hat, aber auch seine eigene Einstellung gegenüber diesem Ereignis »düster« sein, wenn die »Brille« der Ausstrahlung es ihn in dieser Art wahrnehmen lässt.

Die Bedeutung der Blutausstrahlungen geht also weit über alles das hinaus, was man sich bisher hat vorstellen können. Um das zu erläutern, wollen wir einige Beispiele anführen.

Wenn der Blutzuckerspiegel 100 Milligramm pro Milliliter beträgt, fühlt sich der Mensch »wohl in seiner Haut«, er hat Schwung, ist dynamisch und unternehmungslustig. Aber wenn der Glukosegehalt zum Beispiel auf 50 bis 60 Milligramm pro Milliliter fällt, fühlt er sich erschöpft und unwohl. Nicht nur die Energie ist nicht mehr da, sondern die Sicht von der Welt verändert sich. War sie einige Zeit vorher noch rosig, so wird sie jetzt grau oder einfach dunkel. Ein Mensch in einer Hypoglykämie-Krisis wird ängstlich, er fürchtet sich vor den verschiedensten Dingen, die von seiner Umgebung nicht als erschreckend wahrgenommen werden, und einfache Fragen werden für ihn zu schweren Problemen, sie türmen sich wie Berge vor ihm auf.

Plötzlich entstehen Ängste und Probleme, die es vor der Hypoglykämie-Krisis nicht gab, und sie scheinen seine Fähigkeiten restlos zu überfordern. Kein Zureden, keine Ermunterung hilft da. Die neue Sicht der Situation zwingt sich dem Kranken so stark auf, dass er völlig vergisst, wie er sich kurze Zeit vorher noch recht wohl und fröhlich gefühlt hat, ohne Sorgen oder Probleme. Ebenso schnell, wie die Sicht sich verdüstert hat, wird die Welt mit der Wiederanhebung des Zuckerspiegels wieder als so schön und einfach wie vorher wahrgenommen. Die Lebensfreude kehrt zurück, und die Probleme und Befürchtungen verschwinden. Der Betreffende wird sich selbst fragen, wie es möglich war, dass er alles so trübe sehen konnte, und wird über sich selbst lachen.

Alkohol und Drogen

Eine andere wohlbekannte Situation, die mit einer Veränderung des Bewusstseinszustandes einhergeht, wird durch das Trinken von Alkohol hervorgerufen. Ist jemand aufgrund eines zu hohen Alkoholkonsums betrunken, sagen wir, »dass er nicht in seinem normalen Zustand ist«. Aber nicht in seinem normalen Zustand zu sein, bedeutet, dass man die Dinge anders wahrnimmt und anders handelt als gewöhnlich. Um es mit anderen Worten auszudrücken: Das Bewusstsein von der Realität hat sich verändert. Es verändert sich abermals, wenn der Blutalkoholspiegel sinkt und sich also die Blutausstrahlung wieder normalisiert. Der Mensch nimmt dann seine Umgebung in der gewohnten Art wahr und handelt dementsprechend, was kurze Zeit davor nicht der Fall war.

Was man unter dem Einfluss von Alkohol sagt und tut, wird nachher oft bedauert. Warum? Weil der Trinker »nicht mehr derselbe« war, da seine Blutausstrahlung durch den Alkohol verändert wurde. Wenn er »einen klaren Kopf bewahrt« hätte, also wenn er die Kontrolle über das Gehirn und den Körper hätte bewahren können, wären die Worte und Handlungen anders ausgefallen. Mit der besonderen Ausstrahlung jedoch, die der Alkohol verursacht, kann der Menschengeist sich nicht wirksam behaupten, er erscheint wie in den Hintergrund gedrängt, und die Selbstbeherrschung, der Sinn für Moral und Würde – Attribute des Geistes und nicht des Gehirns – sind in solchen Situationen wie außer Kraft gesetzt.

Jede Droge, ganz gleich, ob es sich dabei um Alkohol, Tabak, Haschisch, Heroin, Kokain, Hypnotika oder Barbiturate etc. handelt oder um irgendeine andere Substanz, die noch entdeckt oder »erfunden« wird, und gleichgültig, ob sie als Medikament eingenommen wird oder nicht, allein für sich oder in einer Mischung, jede Droge verändert deutlich die Blutausstrahlungen und löst unterschiedliche Rückwirkungen auf den Geist aus.

Solche Zustandsveränderungen sind allgemein bekannt, und jemand, der eine Droge nimmt, sucht gerade diese besonderen »Auswirkungen«, die hauptsächlich darauf abzielen, sich von der Realität abzukoppeln (»switch off«). Mit anderen Worten, wenn der Mensch mit der Wahrnehmung der Welt, wie sie ihm seine Blutausstrahlungen vermitteln, nicht glücklich ist, verändert er sie gezielt durch die Einnahme einer Droge.

Belastungen durch Schwermetalle

Abgesehen von bewusst eingenommenen Drogen gibt es noch andere Substanzen, die ohne unser Zutun in unser Blut gelangen und seine Ausstrahlungen verändern, zum Beispiel Schwermetalle, die aufgrund der Verunreinigung der Luft, des Wassers und des Bodens auf uns wirken.

Blei, das auf Dauer zu physischen Vergiftungserscheinungen führt, verändert das Gedächtnis und die Konzentrationsfähigkeit, führt zu Albdrücken und verursacht Halluzinationen. Ein Mensch, dessen Blut zu viel Blei enthält, ist falschen Wahrnehmungen unterworfen, das heißt, er sieht, hört und fühlt Dinge, die nicht existieren. Der Gehalt an Blei wie auch an anderen toxischen Mineralien im Blut ist im Allgemeinen bei Straffälligen stark erhöht. Nach einer in der Schweiz durchgeführten Studie ist die Bleikonzentration im Blut von Strafgefangenen doppelt so hoch wie bei anderen Bevölkerungsgruppen.

Das Blei kann selbstverständlich nicht für die strafbaren Handlungen dieser Gefangenen verantwortlich gemacht werden. Blei macht nicht kriminell, aber indem es die Blutausstrahlungen verändert, trägt es dazu bei, die Wahrnehmungsfähigkeit und die Urteilsfähigkeit der betreffenden Personen zu trüben.

Selbst eine Substanz, die in geringer Menge für den Organismus nützlich ist, kann im Übermaß unheilvolle Auswirkungen auf die Ausstrahlungen haben. Der normale Gehalt an Kupfer im Blut beträgt beim Menschen 64 bis 143 Mikrogramm auf 100 Gramm Blut. Wenn der Kupfergehalt steigt und über die normale Konzentration hinausgeht, treten unheilvolle Veränderungen auf. Alles, was der Mensch wahrnimmt, macht ihn reizbar, cholerisch, aber auch deprimiert und paranoid (wahnsinnig). Schlechte Laune und ständig schlechtes Benehmen stellen sich ein.

Um gegen diesen Zustand anzukämpfen und den Kupfergehalt im Blut abzusenken, benutzt man seinen Widerpart: Zink. Die Einnahme von Zink vertreibt das überschüssige Kupfer und verändert gleichzeitig die Blutausstrahlung und den Zustand des Patienten. Dieser kann sehr schnell seine unausstehliche Laune verlieren, um sich wieder mit Freude und Liebe seiner Umgebung zuzuwenden. Dieser wohltuende Zustand geht ihm von Neuem verloren, sobald die Kupferkonzentration wieder steigt. Ein Patient, bei dem eine entsprechende Behandlung durchgeführt wird, kann gut beobachten, wie sich sein Zustand verbessert, wenn er regelmäßig Zink einnimmt, und wie er sich ebenso regelmäßig an den Tagen verschlechtert, an denen er die Zinkeinnahme vergisst.

Wie auch die Blutausstrahlung sein mag, der Menschengeist behält seine Fähigkeit der Entscheidung und kann zu jeder Zeit versuchen, seiner Umgebung gegenüber ruhig und liebenswürdig zu bleiben. Das wird ihm jedoch bei einem Übermaß an Kupfer oder jeder anderen Substanz, die die Blutausstrahlung durcheinanderbringt, wesentlich erschwert.

Die Empfindlichkeit gegenüber verschiedenen Substanzen, ob in der Nahrung enthalten oder aus anderen äußeren Quellen stammend, ist bei den einzelnen Menschen unterschiedlich. Eine Substanz kann mehrheitlich vollkommen gut vertragen werden, bei Einzelnen jedoch ernsthafte Beschwerden verursachen. Verhaltensstörungen belasten jetzt ihr Leben und das ihrer Umgebung, bis man die wirkliche Ursache ihres Zustandes herausfindet.

Hyperaktive Kinder (O.P.S.)

Seit Mitte des vergangenen Jahrhunderts ist zum Beispiel bei bestimmten Jugendlichen ein neues und ungewöhnliches Verhalten aufgetaucht, das bereits eine große Anzahl von ihnen zur Straffälligkeit geführt hat und auch weiterhin dazu bringt. Diese Kinder sind überaktiv, unfähig, still zu sitzen, sie bewegen sich ständig, fassen alles an, sprechen zu viel. Ihre Konzentrationsfähigkeit ist außerordentlich gering, sie lassen sich leicht ablenken. Sie können keine zusammenhängenden Handlungen ausführen, ändern oft ihre Tätigkeit und beenden keine. Sie sind auch nachlässig, unbesonnen und unbekümmert. Trotz eines großen Liebesbedürfnisses haben sie außerordentliche Schwierigkeiten, Kontakte herzustellen, vor allem aufgrund ihres unberechenbaren, hartnäckigen und widerspenstigen, auch hochmütigen und verlogenen Verhaltens, das dazu führt, dass sie von ihrer Umgebung abgelehnt werden.

Die für diese Kinder charakteristische Überaktivität sowie ihr Widerwille gegenüber jeder Veränderung ihrer Umgebung macht sie misstrauisch, feindselig und aggressiv. Sie hänseln ohne Grund die anderen Kinder, stören sie bei ihren Spielen. Es gibt laufend Auseinandersetzungen und Schlägereien. Die Gewalttätigkeit kann auch Gegenstände betreffen: Spielsachen werden zerstört, Möbel und Gläser zerbrochen. Bei diesen Gewalttätigkeiten kontrolliert das Kind absolut nicht, was es tut. Es erweckt sogar den Eindruck, sich seiner Handlungen nicht bewusst zu sein, und erinnert sich im Nachhinein nicht mehr daran. Wenn man diese Kinder bei der Tat ertappt und versucht, mit ihnen zu reden, machen sie den Eindruck, abwesend zu sein. Keine Bemerkung oder Drohung erreicht sie. Sie sind nicht zugänglich und infolgedessen unverbesserlich. Ein Ausdruck, der auf sie angewendet wird, ist sehr bezeichnend: Man sagt von diesen Kindern, »dass sie handeln, als wären sie von jemand anderem getrieben« – derart unbewusst ist ihr Ausdruck. Sie wirken wie nicht betroffen und »abwesend« bei ihrem Tun. Mit dem Innersten ihrer Persönlichkeit scheinen sie abwesend zu sein und die Situation nicht abzuwägen. Ihr Körper handelt völlig unabhängig, so als sei er durch etwas in Bewegung gesetzt, das stärker ist als sie!

Die Eltern, Erzieher und Therapeuten, die versuchten, diesen Kindern zu helfen, wurden sich nach und nach des Umstandes bewusst, dass es sich um eine ganz außergewöhnliche Angelegenheit handelte und dass die üblichen Erklärungen, wie etwa Eltern-Kinder-Konflikte oder verwöhnte Kinder, nicht infrage kamen. Später erkannte man, dass die Verhaltensstörungen begannen, als die Ernährung von Baby- auf Normalkost umgestellt wurde. Die Ernährungsweise spielte also eine Rolle bei der Entwicklung der Unruhe. Aber welche Nahrung? Welche darin enthaltene Substanz?

Niemand wusste es, bis man endlich den Auslöser fand. Es handelte sich um ein Zusatzpräparat: das Phosphat, das man Nahrungsmitteln zur Konservierung (Fleisch, Wurst) oder als Geschmacksverstärker (Suppen, Cola-Getränke) oder auch als Anti-Verklumpungsmittel zusetzte. Die Gesamtheit der Verhaltensstörungen, die durch die Einnahme von Phosphaten verursacht wird, wurde als »Organisches Psychosyndrom« (O.P.S.) bezeichnet.

Wenn die Nahrung eines am Psychosyndrom leidenden Kindes von Phosphat frei bleibt, entwickelt es ein völlig normales und freundliches Benehmen. Es ist gegenwärtig und sich bewusst, was es tut. Aber sobald es ein Nahrungsmittel zu sich nimmt, das diesen Zusatzstoff enthält, fällt es 20 Minuten später wieder in den Zustand der Aufgeregtheit und Aggressivität zurück.

Dabei ist es bedeutungslos, ob es viel oder wenig Phosphate zu sich genommen hat, auch eine Reduzierung der Phosphate nützt nichts. Es ist das Gesetz des Alles oder Nichts. Das Vorhandensein von Phosphaten genügt, um die Blutausstrahlung zu verändern und Psychosyndrome auszulösen.

Treten die Störungen auf und wird in der Folge eine Diät ohne Phosphate eingenommen, dauert es noch drei Tage, bis alle Symptome verschwinden, also die Blutausstrahlung normal wird. Die Einnahme von speziellen Mitteln sorgt für eine schnellere Wirkung. Diese Mittel, die den Phosphatgehalt im Blut korrigieren (verschiedene pharmazeutische Spezialmittel, aber auch der einfache Weinessig), können, selbst mitten in der Krisis, zum Verschwinden der Störungen innerhalb einer halben Stunde führen!

Ein am Psychosyndrom leidender Jugendlicher, der regelmäßig »Fast Food« (Hamburger, Würstchen, Cola-Getränke) konsumiert, kann ein asoziales Geschöpf werden, ein Straffälliger und ein sich in die Droge Flüchtender. Wenn er eine strenge Diät ohne Phosphate einhält, korrigiert er die Blutausstrahlungen und normalisiert sie wieder, wodurch er alle Chancen zurückerhält, im Leben Erfolg zu haben.

Vitamin- und Mineralstoffmangel

Die verschiedenen, oben angeführten Beispiele bezogen sich auf Fälle, in denen die Blutausstrahlung durch eine der normalen Blutzusammensetzung hinzugefügte Substanz verändert wurde. Eingreifende Veränderungen der Blutausstrahlungen und damit der Möglichkeiten geistiger Einflussnahme können aber auch die Folge davon sein, dass Substanzen fehlen, die zur normalen Blutzusammensetzung gehören, wie zum Beispiel Vitamine oder Mineralsalze.

Eine Studie, die bei Freiwilligen mit ausgeglichener Ernährungsweise, aber unter völligem Fehlen von Vitamin B1 durchgeführt wurde, zeigte, dass am Ende von drei Monaten alle Versuchspersonen reizbar geworden waren, deprimiert und in Sorge, dass ihnen irgendein Unglück zustoßen könnte. Einige von ihnen hatten den Eindruck, dass es sich nicht zu leben lohne, und äußerten die Vorstellung, Selbstmord begehen zu wollen. Im Verlaufe des sechsten Monats des Experiments wurden die physischen Wirkungen so schmerzhaft (Kopfweh, Übelkeit, heftiges Erbrechen), dass die Forscher beschlossen, das Experiment abzubrechen, aber die Versuchspersonen nicht davon zu unterrichten, um bei der Wiederzuführung von Vitamin B1 den Placebo-Effekt zu vermeiden. Die Ernährungsweise blieb also die gleiche, aber ohne Wissen der Beteiligten fügte man nun Vitamin B1 hinzu. Nach einigen Tagen fanden die Versuchspersonen ihre Lebensfreude und ihre innere Klarheit wieder, sie zeigten sich liebenswürdig, kooperativ und voller Unternehmungslust.

Dass die Angst, es könne »irgendetwas geschehen«, alle Versuchspersonen (obwohl sie doch von nichts bedroht waren) ergriffen hatte, und dass diese Sorge mit der Einnahme von Vitamin B1 wieder verschwand, zeigt deutlich, dass das Problem nicht im geistigen Bereich lag, sondern auf dem Niveau der menschlichen Wahrnehmung. Gewiss, für die Versuchspersonen war die Angst vollkommen real, und sie mussten sich überwinden, um sie zu besiegen. Aber man kann sie trotzdem nicht mit einer begründeten Angst vergleichen, die entsteht, wenn eine wirkliche Gefahr droht.

Auch Magnesium liefert ein aufschlussreiches Beispiel: Ein leichter Magnesiummangel macht reizbar, nervös, lärmempfindlich, übererregt, ängstlich und aggressiv. Ein schwerer Mangel kann noch mehr verwirren und orientierungslos machen, über die Maßen aufgeregt und Halluzinationen ausgeliefert. Bei Alkoholikern treten die schrecklichen Halluzinationen des »Delirium tremens« neben den Schädigungen des Gehirns zum großen Teil aus einem Mangel an Magnesium auf, der eine unmittelbare Folge des Alkoholkonsums ist. Das jähzornige und gewalttätige Benehmen verschwindet bei dem Kranken schnell, wenn man seinem Organismus das fehlende Magnesium zuführt, um wieder eine normale Blutausstrahlung zu erreichen.

Lithium, ein anderes Mineralsalz, wird in der Psychiatrie angewendet, um das Verhalten der Manisch-Depressiven ins Gleichgewicht zu bringen. Der Bedarf des Organismus an Lithium ist äußerst gering. Bei einem Menschen mit guter Gesundheit wird überschüssiges Lithium schnell durch den Urin ausgeschwemmt, während Manisch-Depressive es dagegen zurückhalten, sogar in erhöhten Mengen, und erst beginnen, es abzubauen, wenn sie wieder gesund werden. Es ist, als ob der Organismus das Lithium, das er benötigt, aufbewahren würde, um eine bestimmte Konzentration im Blut zu erreichen. Da die Nahrungsmittel sehr arm an Lithium sind, muss es dem Patienten unbedingt zur Verfügung gestellt werden, und zwar in bedeutenden Mengen (50 bis 1500 Milligramm täglich). Der Organismus braucht es dann, um für die Blutausstrahlung sorgen zu können, die der Geist zur Kontrolle über den Körper benötigt. Tatsächlich tritt die Heilung in ein bis zwei Wochen ein, wenn der Lithiumgehalt im Blut eine ausreichende Konzentration erreicht. Im Allgemeinen nehmen die Kranken auf Dauer zur Vorbeugung Lithium ein, obwohl dies in Wirklichkeit nur notwendig wäre, wenn der Lithiumgehalt im Blut sinken würde.

Der Einfluss der endokrinen Drüsen

Warum verändert sich der Anteil der im Blut enthaltenen Vitamine und Mineralien sowie anderer Substanzen? Bisher haben wir vor allem die Veränderungen der verschiedenen Bestandteile und die gegenseitige Abhängigkeit bestimmter Elemente voneinander (zum Beispiel den Zinkmangel, der eine Erhöhung des Kupferanteils zulässt) erwähnt. Es ist indessen klar, dass Krankheiten, die die zur Bildung, zum Aufrechterhalten und zur Kontrolle der Blutzusammensetzung wichtigen Organe angreifen, wie die Nieren, aber besonders die Leber, ebenfalls eine bedeutsame Rolle spielen. Man müsste ebenso auch die fundamentale Rolle der endokrinen Drüsen erwähnen, wie Schilddrüse, Hypophyse, Nebennierenrinde usw.

Diese Drüsen heißen endokrin, weil ihre Absonderungen (die Hormone) direkt ins Blut ausgeschüttet werden, während die exokrinen Drüsen ihre Sekrete in den äußeren

Körperbereich abgeben (die Verdauungssäfte in das Verdauungssystem, den Schweiß der Schweißdrüsen auf die Haut). Die Bedeutung der hormonalen Sekretionen ist noch zu wenig bekannt. Indessen sind diese Absonderungen bestimmend für die Blutausstrahlungen und die Möglichkeiten des Geistes.

Wir haben uns daran gewöhnt zu denken, dass das Gehirn das große Zentrum ist, von dem alles ausgeht und von dem alles abhängt. Ohne die Schilddrüse oder deren Sekretion jedoch kann ein Mensch mit seinem Gehirn absolut nicht denken, er hat kein Gefühl, kein Bedürfnis, weder einen Wunsch noch überhaupt eine intellektuelle Aktivität. Das Gehirn und die Gefühlsnerven schlafen. Die Augen sehen, die Ohren hören, aber das Lebewesen ist wie blind und taub. In der Medizin wird der Mensch in dieser Situation ein »Pflanzenmensch« genannt.

Das Fehlen von Schilddrüsenhormonen im Blut hindert den Geist am Benutzen des Gehirns. Das Werkzeug ist zwar da, aber der Benutzer scheint wie abwesend. Die Verbindung ist unterbrochen, ausgeschaltet. Ein Mangel in den Blutausstrahlungen lässt es nicht zu, dass er sein Werkzeug gebrauchen kann. Ein einfaches Zuführen von Schilddrüsenhormonen schafft in dieser Lage Abhilfe. Der »Pflanzenmensch« erwacht aus seiner Erstarrung, er fühlt, nimmt wahr, reagiert und ist wieder fähig zu denken.

Die Tätigkeit der endokrinen Drüsen verändert sich im Laufe der Zeit. Die Thymusdrüse zum Beispiel, die hinter dem Sternum (Brustbein) liegt, ist vor allem während der Kindheit aktiv, nimmt jedoch vom Jugendalter an stark ab. Die Geschlechtsdrüsen dagegen nehmen ihre volle Aktivität erst in der Pubertät auf, sind jedoch am Ende des Lebens weniger aktiv. Diese Abweichungen, ebenso wie all die anderen Veränderungen, denen der Organismus in seiner Gesamtheit während der Kindheit, des Heranwachsens, der Reife und des Alters unterworfen ist, sorgen dafür, dass die Blutzusammensetzung sich im Laufe des Lebens verändert und so den verschiedenen Altersstufen unterschiedliche Blutausstrahlungen zur Verfügung stellt.

Hinzu kommt noch die Tatsache, dass jeder bei der Geburt einen Organismus erhält, dessen Organe je nach seiner erblichen Veranlagung stark oder schwach sind. Diese Unterschiede in der Konstitution ziehen ganz natürlich verschiedene Möglichkeiten beim Aufbau des Blutes nach sich. Die verschiedenen Abweichungen oder Arten von Strahlungen, die die Folge davon sind, bieten dem Geist folglich auch verschiedene Arten von Brücken und daher unterschiedliche Möglichkeiten, sich zu verwirklichen.

Schon seit sehr langer Zeit sind solche Unterschiede beobachtet worden, und man hat die Menschen, die gleiche Eigenarten haben, in große Gruppen eingeteilt: die Temperamente.

Die Temperamente

Es gibt vier Grundtemperamente: das sanguinische, das melancholische, das cholerische und das phlegmatische Temperament. Die Volksweisheit hat ohne Weiteres erkannt, dass die Temperamente mit dem Blut verbunden sein müssen, denn sie spricht von leichtem Blut, erregbarem Blut oder von schwerem Blut.

Jeder lässt sich seiner Veranlagung entsprechend einem Temperament oder einer Verbindung von Temperamenten zuordnen. Jedoch durchlaufen alle Menschen, und zwar unabhängig von ihrem ursprünglichen Temperament, aufgrund der Veränderungen ihrer Blutausstrahlung vier große Lebensabschnitte, die durch die Besonderheiten eines der vier Temperamente gefärbt sind.

Die Temperamente kann man also den vier Altersperioden zuordnen, die – den ihnen eigentümlichen Ausstrahlungen entsprechend – dem Geiste unterschiedliche Möglichkeiten für seinen Erdenaufenthalt bieten:

Das sanguinische Temperament entspricht der Kindheit und drückt sich aus in Lebensfreude, Begeisterung, Sorglosigkeit und sprudelnder Lebhaftigkeit. Es ist das Leben ohne Sorgen, von einem Tag zum anderen. Man könnte sagen, dass das Menschenkind die Dinge etwas leicht nimmt, ohne großes Verantwortungsbewusstsein. Und das ist wirklich so, denn die Kindheit ist die Zeit, in der der Geist nichts anderes tut, als die Welt, in der er sich inkarniert hat, zu entdecken. Ehe er durch erlebte Erfahrungen ihren Lauf verstanden hat, kann er kein verantwortungsbewusstes Verhalten haben. Erst in der Jugendzeit wird seine Erfahrung dazu ausreichen, um auf bewusste und verantwortliche Art zu handeln.

In dieser Zeit ändert sich die sanguinische Grundverfassung, und der Geist empfindet in den Blutausstrahlungen das melancholische Temperament. Die melancholische Periode der

Jugendzeit mit ihren Heimweh-Träumereien führt die jungen Männer und Mädchen dazu, sich über den Ernst des Lebens bewusst zu werden und sich nach und nach auf ihre irdische Tätigkeit vorzubereiten. Mit dem Erwachen der Geschlechtsdrüsen verändert sich die Blutausstrahlung in entscheidender Weise. Durch die ihm nun gebotene neue Strahlungsbrücke nimmt der Geist einen sehr viel engeren Kontakt zur Wirklichkeit auf. Er hört auf, im Leben herumzuflattern, wie er es während der Kindheit getan hat, und sieht immer klarer die Verantwortung, die er für seine Handlungen übernehmen muss. Die großen sehnsuchtsvollen Aufschwünge und das Streben nach erhabenen Idealen, die typisch für diesen Lebensabschnitt sind, helfen den künftigen Erwachsenen, ihre Tätigkeiten in harmonischer und rechter Weise zu lenken.

Das eigentliche Handeln setzt, genau besehen, erst am Ende der Jugendzeit mit Beginn des cholerischen Temperaments, also des Lebensabschnittes des Erwachsenen, ein. Die Lehrzeit, dann die Bewusstseinsaufnahme sind abgeschlossen, der Geist kann beginnen, seinen Willen im Erdenleben zum Ausdruck zu bringen und in die Tat umzusetzen. Er drückt ihm seinen Stempel auf, verwandelt es, er schafft und bewirkt etwas. Das »erregbare« Blut des cholerischen Temperaments treibt vorwärts zum Handeln und Verwirklichen. Der Geist hat weder Zeit noch Lust zu einem passiven Leben. Er sucht aufzubauen, solange er auf der Erde ist.

Am Ende des Lebens muss der Geist lernen, das Irdische, das er bald verlassen wird, loszulassen und sich auf das Erhabene einzustellen. Das phlegmatische Temperament trägt zu dieser fortschreitenden Loslösung bei. Das Bedürfnis, sich zu bestätigen und in der Materie tätig zu sein, lässt nach. An seine Stelle tritt eine tiefere Sehnsucht, den Sinn der Dinge und das Leben selbst zu verstehen. Das Handeln macht stillen Betrachtungen über die im Erleben gemachten Erfahrungen und das in der Vergangenheit Vollbrachte Platz. Wenn im Alter das phlegmatische Temperament voll erlebt wird, geht man dem Tod ohne Furcht entgegen, und der Geist wird sich leicht von seiner irdischen Hülle trennen.

Durch die verschiedenen Temperamente nutzt der Geist die Blutausstrahlungen, die es ihm ermöglichen, das Beste aus seinem Leben zu machen und Gewinn aus ihm zu ziehen.

Seelenzustände

Eine therapeutische Nutzanwendung, die uns das Wissen vom Zusammenhang zwischen Temperament und Blutausstrahlung ermöglicht, betrifft die Behandlung von Depressiven und Manisch-Depressiven. In früheren Zeiten sprach man von einer melancholischen Krisis, um das zu bezeichnen, was wir heute eine nervöse Depression nennen. Gibt es also eine Beziehung zwischen dem depressiven Zustand und dem melancholischen Temperament oder, genauer gesagt, der Art der Strahlungen, die beim melancholischen Temperament vorherrschen?

Wenn die Depression auch kein Charakteristikum des melancholischen Temperaments ist, so kann doch immerhin festgestellt werden, dass Personen mit melancholischem Temperament allgemein leichter Depressionen unterworfen sind. Ähnelt der Zustand eines Menschen in einer Depression nicht den übersteigerten Eigentümlichkeiten des melancholischen Temperaments, wenn man es karikiert? Die ernste Lebenssicht, wie sie jemand mit melancholischem Temperament hat, steigert sich von der Nachdenklichkeit zu Beklemmungen und Bedrückungen, das Träumerische geht in krankhafte Ängstlichkeit, die Traurigkeit in Entmutigung und Furcht über.

Bei den Manisch-Depressiven, bei denen die Krisen der Manie (des Enthemmtseins) mit Krisen der Depression abwechseln, ähneln diese Zustände der Karikatur des sanguinischen Temperaments. Die aktive Seite dieses Temperaments, die voller Lebensfreude ist, verwandelt sich in Sorglosigkeit und Übererregbarkeit, das Leben in den Tag hinein wird zur Bedenkenlosigkeit, die Spontaneität ist ohne jeden Zusammenhang und ohne Verantwortungsbewusstsein.

Bei der Behandlung dieser beiden Krankheiten müsste es also darum gehen, die Blutausstrahlung zu verändern mit dem Ziel, wieder eine Blutzusammensetzung zu schaffen, die dem »echten«, nicht dem deformierten Temperament entspricht.

Es ist außerdem interessant zu fragen, warum man bei den Depressiven von einem Mangel an Druck spricht und welch einen Druck man damit meint. Die Beobachtung von deprimierten Menschen hat zum Gebrauch dieses Ausdrucks geführt, denn ihre ganze Wesensart, ihr Aussehen, was von ihnen

»ausstrahlt«, lässt einen Mangel an Druck erkennen. Es handelt sich hier wohlgemerkt weder um den Blutdruck noch um einen mutmaßlichen nervösen Druck, sondern um einen inneren Druck, der dazu führt, dass der Ausdruck des Willens, das heißt, der Druck, den wir durch unsere Lebensart, unsere Worte und unsere Handlungen auf unsere Umwelt ausüben, einen Eindruck hinterlässt.

Wir haben bereits gesehen, dass der Geist diese Wirkung ausübt als Ausgangspunkt und Zentrum des Willens und der Persönlichkeit. Selbstverständlich können wir eine Handlung rein überlegungsmäßig mit den entsprechenden Gesten und Gebärden ausführen, aber die Wirkung wird eine ganz andere sein – im Gegensatz zu dem Ausdruck voller Wärme und Leben, der entsteht, wenn der Geist daran teilhatte. Der Unterschied zeigt sich zum Beispiel bei einem »Danke« aus bloßer Höflichkeit und einem Dank, der vom Grunde des Herzens aufsteigt.

Bei einem deprimierten Menschen bietet die Blutausstrahlung dem Geiste keine ausreichend starke Brücke, um ihn in vollem Maße handlungsfähig zu machen, damit er seine Umgebung normal beeindrucken und den von außen kommenden Druck aufwiegen und ausgleichen kann. Im Gegenteil, der Geist des Deprimierten wird durch den äußeren Druck nicht nur beeindruckt, er wird von ihm zermalmt – daher seine Befürchtungen, Verzweiflung und Resignation. Er fühlt sich nicht mehr auf der Höhe, und im Augenblick ... ist er es auch nicht mehr! Ihm fehlt eine ganz bestimmte Blutausstrahlung.

Eine Psychotherapie wird nur dann Erfolg haben, wenn der Geist angerührt werden kann und er durch seine Reaktion die Blutausstrahlung verändert, wie wir in dem nächsten Kapitel sehen werden. Aber eine Therapie, die beim Blut ansetzt, ist ebenfalls möglich. Sie besteht in einer Korrektur der Blutausstrahlungen und einer Wiederanpassung an die eigentlichen Bedürfnisse des Geistes, damit dieser alle seine Fähigkeiten nutzen und zum Ausdruck bringen kann.

Zurückgebliebene Kinder

Eine andere therapeutische Indikation, die uns die Kenntnis der Blutausstrahlungen ermöglicht, betrifft die zurückgebliebenen Kinder, denen vollständig geholfen werden könnte, wenn ihnen eine für die Entwicklung ihrer Kräfte notwendige Brücke zur Verfügung stünde. Voraussetzung dafür ist allerdings, dass das Gehirn selbst nicht krank ist.

Gewöhnlich werden die verschiedenen Grade von Schwachsinn nach dem Test des Intelligenzquotienten (IQ) bestimmt. Nun hat der Mensch im Durchschnitt einen Intelligenzquotienten von etwa 100, bei Schwachsinnigen liegt er zwischen 50 und 85, bei stark Schwachsinnigen zwischen 30 und 50, und stark Zurückgebliebene haben einen IQ unter 30.

Wie der Begriff schon aussagt, erfasst der Test des Intelligenzquotienten den Entwicklungsgrad der intellektuellen Fähigkeiten. Aber dies kann uns auf eine falsche Fährte führen, denn das Gehirn ist nicht der Mensch. Es wäre sinnvoller, den Geist zu berücksichtigen und die Entwicklung der Schwachsinnigen in Bezug zu setzen zu der verstandesmäßigen Entwicklung eines normalen Kindes. Diese Betrachtungsweise würde uns zeigen, dass die stark Zurückgebliebenen den Entwicklungsstand eines zwei- bis dreijährigen Kindes haben, die stark Schwachsinnigen das Niveau eines sechs- bis siebenjährigen Kindes und die Schwachsinnigen einen Entwicklungsstand, der mindestens dem eines Zehn- bis Elfjährigen entspricht.

Hier müssen wir nun die Frage stellen: Warum kann die Entwicklung dieser Schwachsinnigen nicht über die von ihnen erreichte Grenze hinausgehen? An dem Gehirn als dem irdischen Werkzeug des Geistes kann der Entwicklungsstillstand nicht liegen. Also müssen wir auf der Seite des Geistes nachforschen. Warum ist es diesem nicht gelungen, in den verschiedenen Stadien, die jeder Geist im Verlauf seiner Inkarnation durchläuft, die Entwicklung seiner Wirkenskraft stetig voranzutreiben? Die Antwort ist, dass es *ihm* an einer Strahlungsbrücke gefehlt hat. Gewiss, bei diesen Kindern entwickelt sich der Körper, aber in ihren Blutausstrahlungen fehlt eine Strahlungsart, die es dem Geiste erlaubt hätte, die intellektuellen Fähigkeiten parallel zur Entwicklung des Körpers fortschreiten zu lassen. Der Geist kann also in sich selbst vollständig gesund und entwickelt sein, aber wegen der Mängel im Zustand des Blutes sich nicht nach außen ausdrücken.

Die Behandlung dieser Kategorie von »geistig Zurückgebliebenen« müsste also vor allem darin bestehen, die Blutausstrahlungen zu verändern, um ihrem Geist die Brücke zu bieten, die er benötigt, um die noch schlafenden

Fähigkeiten zu entwickeln.

Das Hellsehen

Bis jetzt haben wir gesehen, dass die Blutausstrahlungen aus verschiedenen Strahlungsarten zusammengesetzt sind, genauso wie das Blut aus verschiedenen Bestandteilen besteht. Wir könnten dies erklären, indem wir sagen, dass jede besondere Blutausstrahlung eine genau passende Farbe hat und dass die Gesamtheit dieser Farben die ganze Blutausstrahlung ergibt. Ein gesundes Blut wird also alle Farben enthalten und so dem Geist alles zur Verfügung stellen, was er benötigt. Doch das Verhältnis der verschiedenen Farben zueinander ist von Blut zu Blut unterschiedlich. Manche Blutausstrahlung wird zum Beispiel viel Grün und Gelb enthalten, aber wenig Blau, während bei anderem Blut gerade die Farben Blau und Violett vorherrschen.

Alle Möglichkeiten der Farbmischungen bilden eine unendliche Vielfalt von unterschiedlichen Brücken, die der Mannigfaltigkeit der menschlichen Geister entsprechen. Über das unterschiedliche Verhältnis der verschiedenen Farben (und damit die unterschiedliche Zusammensetzung der Strahlungen) hinaus, kann sich das Blut auch durch die Beschaffenheit der Farben unterscheiden. Diese können mehr oder weniger rein und mehr oder weniger leuchtend sein. Sie können dunkel oder im Gegensatz dazu sehr klar und lebhaft sein. Wie man sich leicht vorstellen kann, bietet eine schmutzig-gelbe Ausstrahlung nicht die gleichen Möglichkeiten wie die eines lebhaften und funkelnden Goldgelb. Um zu erklären, welch ein Unterschied zwischen der Art und der Beschaffenheit der Strahlungen besteht, wollen wir uns mit dem Phänomen des Hellsehens befassen.

Ein Hellsichtiger ist ein Mensch, der sehen kann, was auf den Schöpfungsebenen geschieht, die außerhalb der uns mit den irdischen Augen sichtbaren dichten Materie liegen. Im Allgemeinen nimmt man an, dass die Hellsichtigkeit eine besondere Fähigkeit ist, die der Geist des Hellsichtigen besitzt. In Wirklichkeit ist die Hellsichtigkeit nicht eine Fähigkeit des Geistes, sondern sie hängt von einer besonderen Art der Blutausstrahlung ab. Sie kann sich im Laufe der Zeit ändern, gleichzeitig mit den Veränderungen des Blutes und seiner Ausstrahlungen. Das erklärt, weshalb das Hellsehen plötzlich auftreten kann oder plötzlich abnimmt oder verschwindet.

Die meisten Menschen können aufgrund ihrer Blutausstrahlungen nur mit den Augen ihres Erdenkörpers sehen. Aber zusätzlich zu seinem physischen Körper trägt der inkarnierte Geist auch noch die Hüllen der verschiedenen Ebenen, die er auf dem Weg zur Erde durchschritten hat. Diese Körper besitzen genauso wie der Erdenkörper Sinnesorgane, also unter anderem auch Augen. Wenn sie nicht in Tätigkeit sind, so deshalb, weil für gewöhnlich nur die Aufnahmeorgane des Körpers in Tätigkeit sind, die der Ebene entsprechen, in der sich der Geist befindet.

Manche Menschen besitzen jedoch eine besondere Art der Blutausstrahlung, die bewirkt, dass sie auch mit den Augen eines feineren Körpers sehen können. Diese besondere Ausstrahlung bahnt also dem Sehen einen Weg, der dazu führt, dass der Geist des Hellsichtigen zusätzliche Dinge erfassen kann.

Die Art des Sehens ist bei Hellsichtigen von einem zum anderen sehr unterschiedlich. Sie sehen nicht alle das Gleiche, das heißt, mithilfe der gleichen Augen. Mit Sicherheit reicht das Sehen bis zur Astralebene, in anderen Fällen bis zur Feinstofflichkeit oder einer besonderen Stufe dieser Ebene usw.

Wenn die Fähigkeit des Hellsehens von einer ganz bestimmten allgemeinen Art der Blutausstrahlung abhängt, so hängt diese wiederum von der Art oder der Reife des Geistes ab. Je feiner und reiner die Strahlungen sind, und mit ihnen der betreffende Geist, zu desto höheren Ebenen wird sich die Sicht erheben.

Diese Feinheit und Reinheit der Strahlungen kann natürlich nicht durch eine bestimmte Ernährungsart oder durch die Zufuhr bestimmter Substanzen ins Blut erreicht werden. Der entscheidende Faktor ist der Geist.

Er spielt, wie wir im nächsten Kapitel sehen werden, eine bestimmende Rolle beim Aufbau der Blutausstrahlung.

6. Der Einfluss des Geistes auf die Blutausstrahlung

So, wie sie bisher beschrieben wurden, scheinen die Blutausstrahlungen vor allem durch materielle Dinge bestimmt zu sein, wie die Erbanlage, die Ernährung und das gute oder schlechte Funktionieren der Organe des physischen Körpers. Wir werden gleich sehen, dass das nur eine Teilwahrheit ist, denn tatsächlich kann auch der Geist die Blutausstrahlung mit beeinflussen und gestalten.

Der machtvolle Einfluss des Geistes

Die Forschungen nach dem Ursprung des Menschen haben gezeigt, dass in der Evolutionskette (Entwicklungslinie) der Tierarten der Mensch vom Affen abstammt. Wenn auch die Abstammung des menschlichen Körpers von dem der großen Affen leicht festzustellen ist, so fragen sich die Wissenschaftler immer noch, wie sich der qualitative Sprung aus der rudimentären Seelenbeschaffenheit der großen Affen zu der weit entwickelten der Menschen vollzogen hat. Was wir bezüglich der Beschaffenheit des Menschen gesehen haben (dass der Geist nicht das Gleiche wie der Körper ist), wird uns bei der Beantwortung dieser Frage helfen. Was vom Affen abstammt, ist der physische Körper des Menschen, seine äußerste Hülle, sein Werkzeug, nicht aber sein beseelender Kern, welcher Geist ist. Bis zum Erscheinen des ersten Menschen auf der Erde waren es immer nur Tierseelen, die sich in den Körpern der Großaffen inkarnierten. Seit der Inkarnierung der ersten Menschengeister hat sich diese Körperform weiterentwickelt und veredelt unter dem Einfluss des Geistes. Sie hat ihr tierisches Aussehen verloren. Es bildete sich ein Körper mit den menschlichen Charakteristiken.

Der Mensch stammt also mit seinem Körper vom Affen ab, und dennoch ist trotz einer solchen Gleichart des Ursprungs die Grundzusammensetzung des Blutes von beiden sehr unterschiedlich. Erzeugt durch Körper des gleichen Ursprungs müssten sie sich sehr viel mehr ähneln, als sie es tun. Woher können die großen Unterschiede kommen, die zwischen ihnen bestehen, wenn sie nicht von außerhalb des Körpers stammen? In der Tat darf das Blut nicht nur zu dem Körper in Beziehung gesetzt werden, sondern auch zu dem belebenden Kern dieses Körpers: der Tierseele für den Tierkörper, dem Geiste für den Menschen. Diese Kerne bestimmen dann entsprechend ihren Besonderheiten die Entwicklung des Blutes, das vom Körper geschaffen wird, und geben ihm so eine persönliche Färbung.

Diese persönliche Färbung des Blutes erfolgt in jedem Fall, da der Geist sich nur vermittels der Blutausstrahlung betätigen kann, und auch das nur, wenn diese seiner Art entspricht. Wenn auch die Blutausstrahlung der Menschenaffen die Verbindung mit den ersten Menschen-geistern zuließ und deren Inkarnierung ermöglichte, so war sie doch für die Wirkensart von Tierseelen vorgesehen und ihnen angepasst. Der Mensch, dessen Möglichkeiten andere sind, konnte sie, so wie sie war, nicht benutzen, ohne in seinen Ausdrucksmöglichkeiten weitgehend eingeschränkt zu sein.

Die ursprüngliche Blutausstrahlung der Menschenaffen konnte den Bedürfnissen des Geistes nicht vollkommen entsprechen. Dieser verursachte jedoch durch seine stärkere Einwirkung eine Veränderung der Blutzusammensetzung in dem Körper, sodass sie sich nach und nach anpasste und sich so vom tierischen Blut unterschied.

Etwas Ähnliches geschieht im Laufe der Schwangerschaft. Wie wir gesehen haben, erreicht das Blut des Fötus in der Mitte der

Schwangerschaft eine Zusammensetzung, die die Inkarnierung eines Geistes zulässt. Aber wenn auch das Blut und seine Ausstrahlung dem Geist die Voraussetzung schaffen, sich mit dem Körper zu verbinden, so sind sie doch – genau wie der Körper – vorerst das Ergebnis der genetischen und entwicklungsbedingten Vorformung und entsprechen noch nicht genau dem Geist, der inkarnieren möchte. Dieser muss ihnen erst seine eigenen Charakteristiken geben. Das »Persönlichmachen« des Blutes vollzieht sich gemäß dem biologischen Gesetz der Anpassung. Indem er den Körper in dieser seiner bestimmten Art gebraucht, bringt der Geist den Organismus dazu, sich ihm anzupassen. Nach und nach nehmen das Blut, aber auch der Körper, die dem betreffenden Geist entsprechenden Eigentümlichkeiten an.

Was geschieht mit dem Blut nach dem Tode?

Die Rolle des Geistes bei der Bildung des Blutes ist also sehr viel wichtiger, als es die Physiologie erkennen lässt. Dieser Einfluss zeigt sich auch in auffallender Weise, wenn man untersucht, was mit dem Blut beim Tode des Körpers geschieht.

Logischerweise müsste das Blut, wenn es

nur vom Körper abhängig wäre, ebenfalls schnell »sterben«, das heißt, sich beim Tode des Körpers auflösen oder verderben. Das Blut besteht jedoch bis zu mehreren Tagen nach dem Tode. Diese Tatsache ist bekannt und wird in manchen Ländern dazu benutzt, um Blut zum Aufbau von Reserven zu entnehmen, die dann später für Transfusionen benutzt werden. Transfusionen mit Blut eines Toten, um das Leben eines Kranken zu erhalten!

Um die Ursache zu verstehen, warum das Blut nach dem Tod noch einige Zeit bestehen bleibt, muss man wissen, dass der physische Tod nicht auch das »Ende« für den Geist bedeutet und dass dieser sich erst nach und nach im Laufe der auf das Abscheiden folgenden Tage von der Umhüllung (dem Körper), die er während seines Erdenaufenthalts benutzt hat, loslöst. Da der Geist über das Blut mit dem Irdischen verbunden war, ist es normal, dass dieses auch zuletzt »stirbt«, da es am längsten von der Ausstrahlung des Geistes erfüllt ist. Wenn sich der Geist vollkommen vom Körper gelöst hat, verschwindet das Blut; die Blutgefäße sind leer. Es bleiben nur geringe Überreste auf dem Grund der Gefäße. Der Vorgang des Todes ist also eindeutig vollendet, und das Verschwinden des Blutes bezeugt es.

Wenn nach dem Tod des Körpers der Geist selbst noch einige Zeit mit ihm verbunden bleibt, je nachdem einige Stunden oder auch Tage, so wird diese Verbindung natürlich nicht mehr durch die Ausstrahlungen des Blutes aufrechterhalten, die nur noch äußerst schwach sind, weil der Körper bereits erkaltete. Um herauszufinden, was die Verbindung aufrechterhält, müssen wir uns dem Geiste zuwenden. Tatsächlich kann es vorkommen, dass dieser noch nicht bereit ist, sich von seinem toten Körper zu entfernen. Der Geist wird unter Umständen noch mehrere Tage benötigen, um sich anders auszurichten, das heißt: nicht zur Erde, auf der er seinen Aufenthalt nicht weiter fortführen kann, sondern zu dem nun folgenden Abschnitt seiner Wanderung durch die Schöpfung.

An dieser Stelle ist es interessant, zwei Gesichtspunkte hervorzuheben, die die Wunder bei der Erweckung der Toten durch Jesus betreffen. Als Erstes haben diese Rückrufe ins Leben immer nur einige Tage nach dem Abscheiden stattgefunden, niemals Wochen danach. Also zu einem Zeitpunkt, da der Geist sich noch nicht völlig vom Körper gelöst hatte, und wo das Blut noch nicht verschwunden war. Später wäre eine Wiedererweckung nicht möglich gewesen. Zweitens: In den Berichten von diesen Wundern behandelt Jesus niemals den Körper oder das Blut der Abgeschiedenen, sondern er ruft immer ihrem Geist zu, in den Körper zurückzukehren. In der Tat ist es der Geist, der dem Blut seine Ausstrahlung zurückgeben wird, also seine Kraft, und dadurch dem Organismus Leben.

Betrachten wir nun den Einfluss, den der Geist auf den Trennungsprozess zwischen ihm und dem Erdenkörper ausübt und der zuletzt zum Tode führt. Ein Vorgang also, der sich vor dem Tode abspielt. Der Einfluss des Geistes ist dabei ausschlaggebend.

Gegen Ende des Lebens bewirkt der Geist aufgrund der Ermüdung und Abnutzung der Organe nicht mehr eine so starke Ausstrahlung im körperlichen Organismus. Das Band zwischen Geist und Körper beginnt sich damit zu lockern. Die Beschaffenheit dieses Bandes hängt jedoch nicht allein von der Ausstrahlung des Blutes ab, die Ausstrahlungsart des Geistes ist genauso daran beteiligt. Je nachdem, wie diese wirkt, wird sich das Band mehr oder weniger schnell, mehr oder weniger leicht auflösen. In den besten Fällen hat der Geist im Laufe seiner Erdinkarnation genügend Weisheit erworben und er versteht, dass das Verlassen seines physischen Körpers nur das Ende seines Erdenlebens bedeutet und nicht das Ende seiner geistigen Existenz. Er wird auch ahnen, dass sein Dasein sich auf anderen Ebenen fortsetzt, dass das einen Fortschritt für ihn bedeutet und er sich mit Freude darauf vorbereiten kann. Er wird sich sogar danach sehnen und, wie man es noch hier und da hören kann, er wird »bereit sein zu sterben«.

Die Strahlungen, die ein Geist aussendet, der bereit ist, den Erdenplan zu verlassen, sind zur Höhe gerichtet. Sie verstärken also nicht mehr die Ausstrahlungen des Blutes. Wenn diese auch zu schwach sind, werden sie die Verbindung zum Geist erschlaffen lassen, dessen Ausstrahlung bereits jetzt kaum noch an der Verbindung teilhat. Der Geist löst sich nun sanft. Eine solche Trennung wird als natürlicher Tod bezeichnet, und das Sterben läuft, wie alle natürlichen Dinge, ohne Leiden ab.

Die Trennung zwischen Geist und Körper geht also äußerst schnell vor sich, wenn der Geist seine Zeit auf der Erde beendet hat und innerlich bereit ist, sie zu verlassen.

In manchen Fällen dauert aber der Trennungsprozess, der mit dem Tode endet, Wochen, ja, Monate oder Jahre. Das geschieht, wenn der Geist sich fürchtet, das Erdenleben aufzugeben, sei es, dass die Trennung verfrüht ist, sei es, weil der Sterbende denkt, dass mit dem Tode seines Erdenkörpers alles zu Ende ist und er deshalb Furcht vor dem Tode hat und versucht, ihn mit allen Mitteln zurückzuweisen. Der Geist ist daher bestrebt, mit seinem Körper verbunden zu bleiben. Dieses starke Verlangen lässt ihn seine Ausstrahlungen erdwärts richten und dadurch die Blutausstrahlung verstärken, wodurch er den Körper trotz seiner Hinfälligkeit am Leben erhält. Dies geschieht über eine Grenze hinaus, die in anderen Fällen, wenn jemand weniger an die Erde gebunden ist, nicht erreichbar wäre. Daraus entsteht ein schwerer Todeskampf, in dem der kranke und erschöpfte Körper ständig zwischen Leben und Tod hin und hergerissen und gezwungen ist, weiter zu funktionieren, praktisch nur durch den Willen des Geistes, der von Schrecken erfüllt ist vor dem, was er als sein Ende ansieht. Dabei ist die Strahlungsbrücke so schwach, dass sie in jedem Augenblick zu brechen droht. Man sagt mit Recht von einem solchen Menschen: »Sein Leben hängt nur an einem Faden.«

Das Leben verlängern?

Die Möglichkeit der Einwirkung des Geistes auf die Blutausstrahlungen erklärt auch die Tatsache, dass manche Kranke oder Verunglückte trotz ungünstigster Voraussetzungen überleben, während andere schon leichteren Krankheiten erliegen. Bei Ersteren erhält der Wille zum Leben die Ausstrahlungen und begünstigt die Heilung, bei Letzteren kann es sein, dass sie zu schnell aufgeben und dadurch die Blutausstrahlungen schwächen.

Der Lebenswille genügt allerdings nicht in allen Fällen, denn der physische Körper hat seine Grenzen. Er ist nicht dazu gemacht, ewig zu bestehen, wie es für den Geist der Fall ist. Wenn der Lebenswille oft zu einem Erfolg führt, so aus folgendem Grund: Die Lebensweise des Menschen steht vielfach im Gegensatz zu den physiologischen Erfordernissen des Körpers, und das kann eine Lebensverkürzung bewirken. Der Geist hat seine Zeit auf der Erde noch nicht ausgeschöpft, während der Körper bereits schwach wird. Der Geist ist also deshalb nicht reif, den Erdenplan zu verlassen, und es ist ihm möglich, sich bis zu einem bestimmten Grad an den Körper anzuklammern, und zwar über die Kräfte, die er mittels der Blutausstrahlungen verstärkt, obwohl sie der Körper schon nicht mehr aufzubringen vermag.

Von diesem Gesichtspunkt aus erscheinen die lebenserhaltenden Maßnahmen bei Patienten im Koma in einem neuen Licht. Die Aufrechterhaltung der Herz- und Atmungsfunktionen durch Apparate, des Blutdrucks durch Medikamente und der Körperkräfte durch künstliche Ernährung ist nicht allein die Ursache für das Überleben des Kranken oder Verletzten. Denn der Mensch ist nicht in der Lage, einem Sterbenden ein längeres Leben zu bieten.

Mit den Behandlungen kann er nur die normale Dauer seines Lebens verlängern, wenn dieses nicht durch ein den Körper angreifendes Leiden verkürzt wurde. Es ist ganz und gar unmöglich, dass der Mensch durch technische Mittel, welche es auch immer sein mögen, die Dauer der Inkarnation eines Menschengeistes eigenmächtig verlängert. Die Behandlungen sichern nur die kontinuierliche Verbindung und geben kein Leben, denn das Leben liegt nicht im Herzen oder in den Lungen. Indem man die Funktion dieser Organe künstlich anregt, erzeugen sie eine Blutausstrahlung, die es gerade noch zulässt, die Verbindung mit dem Geist – als dem eigentlichen Lebenskern des Körpers – zu wahren. Und der Geist ist es, der das Leben im Organismus aufrechterhält, selbst wenn der betreffende Mensch irdisch gesehen bewusstlos ist.

Wenn der Geist seine Zeit auf der Erde voll ausgeschöpft und erfüllt hat, wird ihn nichts hier unten halten können. Wenn er demgegenüber hier noch hätte wirken können, wird es ihm durch das Zusammenwirken der Ausstrahlung seines Wollens und der durch die Krankenbehandlung verstärkten Ausstrahlung seines Blutes möglich, seinen irdischen Aufenthalt zu verlängern. Ist diese Brücke stark genug, wird der Mensch aus dem Koma erwachen und von Neuem sein Leben bewusst weiterführen können. Ist aber die Brücke schwach, wird zwar eine bestimmte Verbindung aufrechterhalten, sie genügt jedoch nicht, um den Geist eng an den Körper zu binden. Der Körper wird weiterhin funktionieren, aber der Mensch wird irdisch mehr oder weniger bewusstlos sein, wie im tiefen Koma. In diesem Fall ist die Ankoppelung so unvollständig, dass durch einfache Abschaltung der Apparate die Herz- und Atmungsfunktionen zum Erliegen kommen, was den Tod des Körpers nach sich zieht.

Da der Mensch, medizinisch gesprochen, nicht das Leben erhalten kann, sondern »nur« die Möglichkeiten des Körpers, eine Blutausstrahlung hervorzubringen, wird der Traum derjenigen, die ihre Körper im Hinblick auf spätere Wiederbelebung – wenn die technischen und medizinischen Kenntnisse weiter fortgeschritten sind – haben einfrieren lassen, niemals Wirklichkeit werden können. Der menschliche Körper ist nicht eine einfache Maschine, die man an einen Stromkreis anschließen kann. Technische Apparate und Medikamente können nur dazu beitragen, eine Ausstrahlung und eine bereits bestehende Verbindung zu stärken, aber sie sind nicht in der Lage, sie ganz und gar neu zu bilden. Nach Jahrzehnten oder Jahrhunderten der Konservierung besteht aber eine zum Leben befähigende Verbindung nicht mehr.

Gesetzt den Fall, eine Behandlung könnte die Verbindung erfolgreich wiederherstellen, so würde ein anderes unüberwindbares Hindernis auftauchen: Während der verstrichenen Jahrzehnte (oder Jahrhunderte) hat der Geist vermutlich seine Entwicklung fortgesetzt und sich gewandelt. Sein einstiger Körper könnte ihm dann nicht mehr als Werkzeug dienen, weil er ihm nicht mehr entspricht. Um auf die

Erde zurückzukehren, müsste ein solcher Geist zwangsläufig wieder den Weg der Inkarnation und der Geburt in einen neuen Körper auf sich nehmen.

Schlaf und Tätigkeit des Geistes

Der Einfluss, den der Geist auf die Ausstrahlungen des Blutes ausüben kann, zeigt sich auch, wenn man die Vorgänge während des Schlafes überprüft. Mit der Müdigkeit werden vom Organismus Toxine erzeugt, die in das Blut eindringen. Seine Zusammensetzung verändert sich, und die daraus folgende Ausstrahlung lädt zur Ruhe und zum Schlaf ein. Der Mensch beginnt, sich nicht mehr für die laufende Tätigkeit zu interessieren, die Aufmerksamkeit und Konzentration lassen nach, die Neigung sich zurückzuziehen, stellt sich ein. Wenn sie sich verstärkt, wird der Schlaf den ermüdeten Menschen schnell umfangen. Während des Schlafes ruht der Körper sich aus, und das Gehirn stellt seine Tätigkeit ein. Aber der Geist braucht keinen Schlaf. Während der fünf oder sechs REM-Phasen, die eine durchschlafene Nacht enthält, ist er sogar in sehr starker Tätigkeit. Äußerlich gesehen träumt er, aber diese Träume sind in Wirklichkeit nichts anderes als Phasen besonderer Aktivität des Geistes, an der weder der

Körper noch das Gehirn Anteil haben.

Diese Phasen sind für den Geist äußerst notwendig. In diesen Augenblicken, in denen er von dem Gewicht des Erdenkörpers befreit ist, fällt es ihm viel leichter, in Verbindung mit den Ausstrahlungen aus seiner Ursprungsebene zu treten und geistige Kräfte an der Quelle zu schöpfen. »Den Seinen gibt‘s der Herr im Schlaf«, sagt die Bibel (Psalm 127). Von diesen Kräften hat nicht allein der Geist Gewinn, sondern durch die daraus folgende kraftvollere Ausstrahlung auch der Körper.

Beraubt man einen Menschen systematisch der REM-Schlafphasen, indem man ihn, sobald diese Phase einsetzt (was mithilfe eines Elektro-Enzephalogramms leicht zu sehen ist), aufweckt – und dies Nacht für Nacht wiederholt –, so bewirkt man seinen schnellen Verfall. Denn die Ausstrahlungen des Geistes sind dann nicht mehr stark genug, um eine normale Verbindung aufrechterhalten zu können, obgleich der Körper und das Gehirn alle notwendige Ruhe gehabt hätten.

Wenn ein Mensch sich schlafen legt und die Ausstrahlungen seines Blutes den Schlaf herbeiführen, kann der Geist diesem Drang des

Körpers nachgeben und ihn vom Schlaf erfassen lassen, oder er kann diese Einladung zum Schlafen ablehnen, um den Körper wach zu halten. Dadurch muss dieser aufhören, untätig zu sein, der Mensch interessiert sich für etwas und wird aktiv. Die Ausstrahlung des Geistes verstärkt sich und kräftigt nun wieder die des Blutes. Die größte Müdigkeit kann überwunden und zurückgedrängt werden, wenn der Geist es will, denn er kann in jedem Augenblick die Ausstrahlung des Blutes verändern. Auch Gefahr oder Angst helfen, den Wachzustand aufrechtzuerhalten. Nicht etwa, weil die Furcht das Gehirn wieder munter macht, sondern weil der Geist, wenn er darauf reagiert, die Blutausstrahlung verändert.

Schlaflosigkeit wird verursacht durch Ausstrahlungen des Blutes, die die notwendige Erschlaffung der Verbindung zwischen Geist und Körper hemmen, sei es, dass eine physische Ursache sich auf die Blutzusammensetzung auswirkt (kranke Leber, Mangel an Mineralsalzen, Einnahme von Reizmitteln ...), sei es, dass die Ausstrahlung des Geistes eine Blutausstrahlung aufrechterhält, die ungünstig für das Einschlafen ist (unablässige Sorgen, schwere Gedanken, Ängste). Schlafmittel verändern die Blutausstrahlungen in einem für den Schlaf günstigen, aber für die REM-Schlaf-Phasen unheilvollen Sinne, denn sie verkürzen sie.

Beim Aufwachen beeinflusst der Geist ebenfalls die Ausstrahlungen des Blutes. Am Ende einer durchschlafenen Nacht ist die Blutausstrahlung nicht mehr die gleiche wie die, die zum Schlaf geführt hat. Dank der Ruhe ist sie wieder normal geworden. Der Geist kann sich also nach dem Aufwachen leicht wieder an sie anschließen ..., wenn er es will. Tatsächlich kann er die allmähliche Wiederaufnahme des Bewusstseins zurückdrängen und beschließen, den Zustand des Halbbewusstseins zu verlängern. Er kann auch entscheiden, vollständig in den Schlaf zurückzufallen, indem er sich nicht der Außenwelt öffnet.

Findet das Aufwachen mitten in der Nacht abrupt statt, während die Verbindung zwischen Geist und Körper stark gedehnt ist, dann dauert die Veränderung der Blutausstrahlungen länger als beim natürlichen Erwachen am Morgen. Der aufgerüttelte Schläfer reagiert zunächst nicht. Dann wird er sich bewusst, dass er geschüttelt wird, aber er weiß nicht, wo er ist oder was geschieht. Allmählich, in dem Maße, wie die Blutausstrahlung sich verändert, nimmt er das Bewusstsein wieder auf, obgleich er sich noch nicht bewegen kann. Das Bewusstsein wird klarer, und wenn die Blutausstrahlung sich genügend verändert hat, wird er handlungsfähig.

Von diesem Augenblick an geht das Erwachen viel schneller, denn der Geist wirkt ebenfalls auf die Blutausstrahlung ein, während das bis dahin hauptsächlich der wachgerüttelte Körper tat.

Wenn man ungeduldig wird, weil jemand, der so abrupt aus seinem Schlaf gerissen wurde, so lange braucht, um wach zu werden, so ruft dieser meistens: »Lass mich erst einen klaren Kopf bekommen« oder »Lass mich zu mir selbst finden«. Diese Antworten geben sehr richtig den Vorgang wieder: Zunächst muss der Körper die Brücke zum Geist wieder aktivieren, indem er die Blutausstrahlung verändert, dann muss sich der Geist bemühen, die Verbindung zu seinem Körper zu festigen, indem er die Wellenlänge seiner Ausstrahlungen an die des Körpers anschließt.

So wie es beim Schlaf und beim Sterben ist, beeinflusst der Geist die Blutausstrahlung noch in vielfacher Weise, indem er sie verändert und sie immer seinem augenblicklichen

Zustand anpasst, das heißt, indem er ihr seine entsprechenden Besonderheiten aufprägt.

Diese Anpassung der Blutausstrahlungen an den Zustand und den Willen des Geistes ist unabdingbar, weil der Geist eine Inkarnation nur in seinem Körper als Erfahrung erlebt, dank des Körpers und durch ihn hindurch. Was der Geist fühlt oder wünscht, muss sich auch im Körper auswirken, damit der Geist es erleben und im Irdischen empfinden kann. Die Veränderung der Blutausstrahlung durch den Geist ist das Mittel zu diesem Zweck und gibt die Impulse für die jeweilige Veränderung im Zustand des Körpers.

Wenn zum Beispiel bei einer Gefahr, die der wachsame Geist in sich empfindet, die Blutausstrahlung nicht durch einen Adrenalinstoß verändert würde, könnte er nicht auch die irdische Dringlichkeit der Lage nachvollziehen. Sicherlich würde er den Angriff sehen, dem sein Werkzeug ausgesetzt ist, aber er würde ihn nicht als Bedrohung empfinden und sich ihm nicht entsprechend entgegenstellen. Er würde sich wie ein Zuschauer verhalten, anstatt die Situation richtig zu erleben und darauf als ein Beteiligter zu reagieren.

Indem es den Herzschlag beschleunigt und

alle Sinne schärft, und indem es den Muskeln Zucker aus den Reserven zuführt, macht das Adrenalin das Gefahrenmoment für den Geist irdisch erlebbar. Es rüstet ihm auch einen Körper zu, der bereit ist, zu reagieren und sich zu verteidigen.

Geist, Blutausstrahlung und Seelenzustände

Jedes Mal, wenn der Mensch seine geistige Haltung ändert, weil er die verschiedensten Situationen im Leben durchläuft und auf sie reagiert, wird als Folge davon seine Blutausstrahlung umgewandelt. Diese Umwandlungen zeigen sich nicht in einer Veränderung der Blutgruppen oder in anderen groben und feststehenden Besonderheiten des Blutes, sondern in sehr feinen Abwandlungen seiner Zusammensetzung. So fein sie auch seien, so können sie doch empfunden werden: das sind die verschiedenen »Seelenzustände« als Ausdruck unseres Geistes.

Wenn Friede und Fröhlichkeit uns erfüllen, das heißt, wenn unser Geist ruhig und glücklich ist, so strahlt unser Blut in der gleichen Art. Wir fühlen uns friedfertig und handeln in Ruhe und Heiterkeit. Unsere Umgebung kann unseren jetzigen Zustand genauso fühlen, weil er von uns ausstrahlt, selbst wenn wir ihn noch nicht in Worten und Taten zeigen.

Wir verbleiben in diesem gelassenen Zustand, bis unser Geist einem neuen Ereignis gegenübergestellt wird. Wenn er sich dann entscheidet, anders als mit Friedfertigkeit darauf zu reagieren, so verändert sich die Blutausstrahlung. Die neuen Ausstrahlungen werden vielleicht Wut und Unzufriedenheit ausdrücken. Aber welcher Art sie auch seien, sie werden ihrerseits so lange andauern, bis sich der Zustand der Seele von Neuem ändert.

Es kommt vor, dass die Ausstrahlung sich verändert, ohne dass wir uns, aus Mangel an Wachsamkeit, dessen wirklich bewusst werden. Wir fragen uns dann plötzlich, warum wir uns beunruhigt fühlen, nachdem wir eben doch noch so ruhig waren. Nur wenn wir den Faden der Geschehnisse zurückverfolgen, können wir den Vorfall wiederfinden, der uns beunruhigt und die Veränderung des Seelenzustandes und der Blutausstrahlung verursacht hat.

Wenn die Veränderung der Blutausstrahlung einmal stattgefunden hat, so färbt sie insgesamt die Wahrnehmung des Geistes. Ist jemand aus irgendeinem Grunde unzufrieden, so wird sein Blut Unzufriedenheit ausstrahlen. Wenn er nichts unternimmt, um seinen Seelenzustand wiederum zu verändern, wenn er diesem Zustand also nachgibt und sich nicht bemüht, sich wieder zu fassen, bleibt er in seinem unzufriedenen Zustand, und sein Blut strahlt weiterhin in der gleichen Art. Ein solcher Mensch wird unzufrieden mit allem, denn das ist die Art, in der sein Blut ausstrahlt. Die angenehmsten Dinge ärgern ihn, selbst solche, die ihn vorher völlig gleichgültig gelassen oder ihn sogar erfreut haben. Er ist mit nichts zufrieden, denn sein Geist ist von Unzufriedenheit umfangen, da seine Blutausstrahlung entsprechend geprägt ist.

Der Blick eines solchen Geistes ist also durch die Ausstrahlung seines Blutes gefärbt. Der Geist fühlt und sieht die Wirklichkeit nur noch durch die »Brille« seiner Unzufriedenheit und nicht mehr, wie sie tatsächlich ist. Bewegen heftige und ungute Empfindungen die Seele, dann können schlechte, unüberlegte und ungerechte Taten begangen werden, ohne dass der betreffende Mensch sich ihrer Tragweite bewusst ist: Wut und Hass haben ihn blind gemacht.

Weist demgegenüber jemand eine gute Blutausstrahlung auf, so nimmt er alles von der erbaulichen Seite. Seine Einstellung lässt ihn von vornherein in dieser Art an das Leben herangehen. Er wird Trübsal und Schwierigkeiten sehr viel besser ertragen, sie sogar als Ansporn ansehen, als eine Herausforderung, über sich selbst hinauszuwachsen.

Selbstbeherrschung, die Beherrschung der eigenen Seelenzustände und Launen, ist also kein leeres Wort, denn wenn wir uns gehen lassen, schaffen wir eine Blutausstrahlung, der wir anschließend selbst ausgesetzt sind.

Der Geist bleibt frei und unabhängig

Die Stimmungen, die unsere Ausstrahlungen erzeugen, erscheinen wie zwingend für den Geist, aber sie sind es nicht. Zu jeder Zeit bleibt dem Geist sein freier Wille, und er kann sich entscheiden, seinen Seelenzustand zu verändern. Gewiss, die Blutausstrahlungen sind eine Realität, mit der man rechnen muss, aber sie färben nur die Wahrnehmungen des Geistes und drängen ihn dazu, in bestimmter Art zu fühlen und zu handeln; doch er ist niemals dazu gezwungen, denn der Wille bleibt unter allen Umständen frei, um unabhängig von äußeren Einflüssen eine Entscheidung zu treffen.

Wenn zum Beispiel ein Mensch von Hass erfüllt ist, wird es ihm so vorkommen, als sei Hass die einzig mögliche und gerechtfertigte Reaktion in der Lage, der er sich gegenübergestellt sieht. Aber in Wirklichkeit ist er es, der beschlossen hat, die Dinge voller Hass zu sehen und eine entsprechende Blutausstrahlung geschaffen hat. Es hängt also nur von ihm ab, den Hass beiseitezulassen und zu einer ungetrübten Sicht der Wirklichkeit zurückzukehren.

Das bedeutet selbstverständlich Bemühung für ihn. Er wird die Atmosphäre, die er geschaffen hat, überwinden und sie im Bewusstsein seines Irrtums ändern müssen.

Im Grunde spüren wir selbst, dass sich unsere Seelenzustände auf den Zustand des Blutes auswirken. Zahlreiche Ausdrücke unserer Sprache bezeugen das. Man sagt von jemandem, der sich ständig sorgt, dass er damit sein Blut »trübe« macht; wenn uns Schrecken ergreift, »stockt« oder »gerinnt« unser Blut; wenn wir zutiefst verletzt sind, »entzündet« es sich, und die stärkste Wut bringt unser Blut

»zum Kochen«; das Blut fließt einem »zäh« durch die Adern, wenn man den Mut verloren hat. Demgegenüber macht es »frohes Blut«, wenn man Dinge tut, die einem Freude bereiten.

Dass das Blut schwarz wie Tinte wird oder kocht, ist auch ein Ausdruck dafür, dass es nicht mehr seine normale Zusammensetzung und Ausstrahlung hat. Die nachteiligen Folgen davon beeinflussen, wie wir gesehen haben, den Geist, auf die Dauer jedoch auch den Körper.

Wenn schließlich manche unserer Organe aufgrund des »schlechten Blutes«, das wir durch unsere Seelenzustände schaffen, erkranken, dürfte uns das also nicht überraschen. Der Einfluss, den eine starke Erregung auf die Organfunktionen haben kann, ist wohlbekannt. Examensangst bewirkt zum Beispiel Schweißausbrüche, Durchfälle oder ständigen Drang zum Wasserlassen. Wenn schon eine begrenzte Aufregung zeitweilig so deutliche Wirkungen auslöst, welche Auswirkungen werden dann erst Hass, Wut oder Unzufriedenheit haben, die über Jahre hinweg oder lebenslang beibehalten werden?

Es stimmt, dass auch der umgekehrte Prozess ablaufen kann: Ein krankes Organ verändert die Blutzusammensetzung und die daraus folgenden gestörten Ausstrahlungen werden einen Einfluss auf die Wahrnehmung des Geistes haben. Der Geist wird wegen des kranken Körpers Traurigkeit, Reizbarkeit oder Furcht empfinden, weil so die Färbung der Eindrücke ist, die ihm sein verdorbenes Blut vermittelt. Man kann im Übrigen feststellen, dass sich ein Mensch mit dem Auftreten einer Krankheit verändert und dass er nach der Heilung zu seiner bekannten Wesensart zurückfindet.

Der Einfluss von Krankheiten auf die Blutausstrahlung ist dennoch nicht so stark, um den Geist wehrlos machen zu können. Auch hier bewahrt er seinen freien Willen. Wenn er will, kann er auf seine Blutausstrahlungen verändernd einwirken, indem er sich innerlich umstellt. Das wird ihn jedoch eine gewaltige Anstrengung kosten, eine Anstrengung, die – wie schon gesagt –, erleichtert werden könnte, wenn er auch äußerlich eine Unterstützung für die Veränderung seiner Blutausstrahlung bekäme. Welche Mittel es gibt, um physisch auf die Blutzusammensetzung einzuwirken, werden wir im nachfolgenden Kapitel sehen.

7. Wie kann man die Blutausstrahlung verändern?

Heutzutage besteht die Therapie vor allem darin, Medikamente zu verabreichen. Deshalb hoffen die meisten Menschen, dass es auch die geeignete Therapieform ist, wenn man die Blutausstrahlungen verändern will. Nun, das ist nicht der Fall. Der Verfasser der Gralsbotschaft, der die Existenz und die Rolle der Blutausstrahlungen erstmals erläutert, gibt auch Hinweise darauf, wie diese verändert werden können.

»Wo aber nun ein Geist zu schwach dazu ist oder durch irgendetwas von außen Kommendes daran gehindert wird, wie zum Beispiel durch Unfall oder Körperkrankheit, dort vermag der Arzt bald helfend einzugreifen durch sein Wissen!

Und was alles von der jeweiligen rechten Blutzusammensetzung für den Erdenmenschen abhängt, wird er staunend erkennen. Doch darf hierbei kein festes Schema gebaut werden, sondern der Vorgang ist bei jedem Menschen ganz verschieden. Bis jetzt sind davon nur die gröbsten Unterschiede gefunden worden. Es gibt noch unerkannt zahllose Feinheiten darin, die von durchdringenden Bedeutungen und Wirkungen sind. (...)

Nicht durch Einspritzungen aber ist darin ***dauernd*** *Änderung zu schaffen, sondern auf dem natürlichen Wege durch entsprechende Speise und Trank, die für eine kurze Zeit bei jedem einzelnen verschieden sein wird, aber immer ohne einseitige Einschränkungen.«*

(Vortrag »Das Blutgeheimnis«)

Die wichtige Rolle der Ernährung

Mit der Injektion von Nährsubstanzen oder Medikamenten kann man auf die Blutausstrahlung einwirken, aber diese Erfolge sind nur von kurzer Dauer. Um eine dauerhafte Wirkung zu erzielen, muss man auf die Blutbildung selbst einwirken, die zu einem großen Teil durch die Ernährung bestimmt wird. Tatsächlich ist sie es, die unserem Körper die Stoffe liefert, die er zur Bildung des Blutes braucht, zugleich aber auch die Substanzen, die für das Funktionieren der mit der Blutbildung befassten Organe, wie die Milz, das Knochenmark und die Leber, benötigt werden.

Es ist also nicht gleichgültig, wie wir uns ernähren. Man sollte sich bei seiner Ernährungsweise nicht nur nach dem Appetit oder den Gelüsten usw. richten, sondern auch nach den Auswirkungen auf die Blutausstrahlungen. Es geht also darum zu wissen, wie man mithilfe der Ernährung auf die Blutausstrahlung einwirken kann, um dem Geist eine gute Grundlage zu geben und seine Entwicklung zu fördern.

Sicherlich liegt es nun nahe, nach Nahrungsmitteln zu fragen, die für die geistige Entwicklung am günstigsten sind, und zu erfahren, welche man meiden sollte, um sie nicht zu hemmen. Manche behaupten, dass Früchte einen fördernden Einfluss auf den Geist ausüben würden, andere, dass man Fleisch meiden solle. Die Methode, besondere Nahrungsmittel auszuwählen, ist jedoch falsch, da zu einseitig. Hier auf Erden wird eine Vielfalt von Dingen für die menschliche Ernährung genutzt, Bekanntes wie Früchte, Gemüse, Getreide, Eier, Milchprodukte und Fleisch, aber auch weniger Bekanntes wie Weichtiere, Insekten und Algen.

Einheimisch essen

Jede Gegend auf dieser Erdkugel besitzt ihr eigenes Nahrungsangebot, aber diese Nahrungsmittel stellen jeweils nur einen Teil aller Lebensmittel dar, die die Natur insgesamt bietet. Wenn nur bestimmte Nahrungsmittel »geistig« förderlich wären, so müssten sie in allen Gegenden des Globus verfügbar sein, damit kein Volk benachteiligt wäre. Aber Universalnahrungsmittel – außer der Muttermilch für die Säuglinge – gibt es nicht. Jene, die man für allgemeingültig halten könnte, sind es trotz allem nicht, denn die Zusammensetzung derselben Nahrungsmittel ist von einer Gegend zur anderen unterschiedlich durch den Einfluss des Klimas, der Sonneneinstrahlung, der Art der Böden und des Wassers. Ihr Gehalt an Vitaminen, Mineralsalzen usw. ist also jeweils anders und ihre Auswirkung auf die Zusammensetzung und Ausstrahlung des Blutes ebenfalls.

Doch trotz des unterschiedlichen Angebots in jeder Zone und Gegend bietet die Natur überall Nahrungsmittel, die die ganze Palette der für das Blut notwendigen Bestandteile enthalten. Für die Bevölkerung jeder Region genügt es demzufolge, die Nahrungsmittel ihres Bodens zu verzehren, um die ganze Vielfalt der Blutausstrahlungen für sich nutzbar zu machen. Kein Volk ist dabei benachteiligt. Es wird nichts in der Zusammensetzung seines Blutes fehlen, sofern das Nahrungsangebot nicht infolge von Dürre oder einer anderen klimatischen oder geologischen Umwälzung vermindert ist.

Das Nahrungsangebot in einer Region bildet ein Ganzes und muss als solches gesehen werden. Einseitig eines oder mehrere Nahrungsmittel fortzulassen, ist für eine gute Blutzusammensetzung ungünstig. Es gibt also keine Wundernahrung, um sich geistig zu entwickeln, aber eine Gesamtheit von verschiedenen Nahrungsmitteln, deren jedes bei der Bildung eines guten Blutes mitwirkt.

Die Kenntnis des Zusammenwirkens ist das Wesentliche

Es stimmt jedoch, dass die Blutausstrahlung eines Volkes immer Unterschiede im Vergleich zu der anderer Völker aufweisen wird, da ja die für die Blutbildung gebrauchten Nahrungsmittel aus einem anderen Boden stammen und teilweise andere sind. Diese Unterschiede sind nichts Schlechtes, sondern eine Notwendigkeit und ein Vorteil, denn genauso wie jedes Temperament eine andere Nahrung benötigt, so wird auch jedes Volk im Dienste seiner Besonderheiten ganz bestimmte Nahrungsmittel brauchen.

Selbst bei einem ähnlichen Nahrungsmittelangebot der Natur werden zwei benachbarte, aber in ihren Eigentümlichkeiten verschiedene Völker nicht genau die gleichen Lebensmittel in dem gleichen Verhältnis zu ihrer Ernährung wählen.

So ist beispielsweise das Nahrungsmittelangebot in den europäischen Ländern der gemäßigten Zone sehr ähnlich. Trotzdem ist der Verzehr von Fleisch in manchen Ländern sehr viel höher als in anderen. In den einen wird es unverarbeitet gegessen, während es in anderen hauptsächlich als Wurst verzehrt wird. In dem einen Land wird man hauptsächlich Kalbfleisch wählen, in einem anderen Schweinefleisch, und in einem dritten wird man Hammelfleisch bevorzugen. Untersuchungen haben sogar gezeigt, dass die kulinarischen Grenzen mit den Sprachgrenzen übereinstimmen. Nicht etwa, dass die Nahrung die gesprochene Sprache bildet, aber die Sprache bildet die Mentalität, die Art, und die verschiedenen Arten benötigen unterschiedliche Blutausstrahlungen, weshalb die einzelnen Völker verschiedene Nahrungsmittel wählen.

Heutzutage ist das eben Erwähnte schwerer zu beobachten als in früheren Zeiten, denn es besteht eine Tendenz zur Vereinheitlichung in der Ernährungsweise. Unglücklicherweise – und das wissen die Eroberer – hat diese Vereinheitlichung der Ernährungsweise auch eine Vereinheitlichung der Menschen zur Folge. Die Völker verlieren so nach und nach ihre Besonderheiten, die ihre Eigenart ausmachen.

Die Beziehung der Völker zu den Nahrungsmitteln, die auf ihrem Territorium wachsen, ist sehr eng, denn der physische Körper bildet sich aus den Materialien des Bodens, auf dem er geboren wird. Wenn ein Europäer zum Beispiel fortgeht, um in Afrika zu wohnen, wird er dort Nahrungsmittel vorfinden, die nicht die gleichen sind wie die seiner Heimat. Sie sind anders und den Bedürfnissen der einheimischen Bevölkerung angepasst. Wenn er sie verzehrt, wird sich seine Blutausstrahlung derjenigen der dortigen Bevölkerung annähern, und es ist dann sehr viel leichter für ihn, nicht nur die klimatischen Bedingungen des Ortes zu vertragen, sondern auch in Verbindung zu der dortigen Bevölkerung zu treten, in ihrem Rhythmus zu schwingen und sie zu verstehen.

Dennoch, ein europäischer Körper ist nicht für die afrikanische Nahrung und das dortige Klima geschaffen. Er wird sich dort viel schneller erschöpfen und verbrauchen, als wenn er daheimgeblieben wäre. Das kann so weit gehen, dass sein Leben verkürzt wird. Die Ernährung eines im Ausland lebenden Menschen muss also einem doppelten Anspruch genügen. Einerseits sollte sie so weit als möglich der Nahrung seines Ursprungslandes ähneln, damit sein Körper – der daraus hervorgegangen ist – erhält, was für ihn bestimmt ist. Andererseits sollte sie sich, so gut es geht, der örtlichen Ernährung annähern, um den Kontakt mit der Umgebung und die Akklimatisierung an die Zone seiner Wahl zu erleichtern.

Die Unterschiede zwischen den verschiedenen Völkern in ihren Ernährungsbedürfnissen zeigen sich auch in der Einstellung besonderen Nahrungsmitteln gegenüber. Zum Beispiel bilden Milchprodukte eine wichtige Ernährungsgrundlage bei vielen Völkern, während ihr Verzehr bei anderen als entehrend und unnatürlich gilt. Das Gleiche kann man vom Fleisch sagen. Außerdem ist Tee in manchen Ländern das Nationalgetränk, während man ihn in anderen verachtet und Kaffee vorzieht. Wein ist ein Getränk des Westens; die anderen Völker trinken ihn nur wenig oder überhaupt nicht. Hier wird er verhältnismäßig gut vertragen, während man ihn andernorts physisch und psychisch besonders schlecht verträgt.

Den Jahreszeiten entsprechende Nahrungsmittel

Die Verschiedenheit der Nahrungsmittel, die die Natur in den unterschiedlichen Regionen des Globus bietet, ist also kein Zufall, und sie entspricht genau den Bedürfnissen der jeweiligen Bewohner. Das Nahrungsangebot ist sogar den besonderen Notwendigkeiten der verschiedenen Jahreszeiten angepasst. Hier nun einige typische Beispiele, wenn man den natürlichen Jahreszyklus beachtet:

Die warme Jahreszeit bietet die saftigsten Nahrungsmittel: Früchte und Gemüse, da der Bedarf an Flüssigkeit im Sommer größer ist. Die Wintergemüse, wie Karotten, Sellerie, Kohlrüben, sind trockene Gemüse, die dem reduzierten Bedarf an Flüssigkeit in dieser Jahreszeit entsprechen. Die kalte Jahreszeit erfordert die meisten Brennstoffe, um die Körpertemperatur aufrechtzuerhalten. Das ist auch die Jahreszeit, in der man auf das Getreide zurückgreift, das reich an Kohlehydraten ist. Diese können vom Körper verbrannt werden, um ihm die notwendige Wärme zu liefern. Mit der verlängerten Sonneneinstrahlung und der höheren Lufttemperatur ist die warme Jahreszeit im Gegensatz zum Winter die Zeit, in der am wenigsten geschlafen wird und in der man am längsten aktiv ist. Die Gewebeabnutzung ist dann auch größer und erfordert eine höhere Zufuhr von Eiweiß. Dies wird gerade vom Frühling an im Überfluss geliefert. Es ist die Jahreszeit, in der die Hennen vermehrt legen, die Kühe ihre Kälber bekommen und Milch geben. Das Angebot an proteinreichen Nahrungsmitteln – wie Eier, Fleisch und Milch – ist nun besonders hoch, während es im Laufe der kalten Jahreszeit zurückgeht.

Wir haben gesehen, dass die Kenntnis des Zusammenwirkens die Hauptsache ist und dass alle Nahrungsmittel, die in einer bestimmten Gegend zur Verfügung stehen, für die Blutausstrahlung notwendig sind. Sehen wir nun, was geschieht, wenn dieses Angebot verändert wird, wenn eines oder mehrere Lebensmittel bei einer bestimmten Kost fortgelassen werden.

Diät und Fasten

Seltsamerweise zieht das kurzfristige Fortlassen

aller Nahrungsmittel keine besonders schädlichen Auswirkungen auf die Blutausstrahlung nach sich. Wie wir in Bezug auf das Fasten gesehen haben, entnimmt der Körper seinen Geweben und Reserven die Stoffe, die zur Aufrechterhaltung einer normalen Blutausstrahlung notwendig sind. Selbstverständlich besteht diese Möglichkeit nur dort, wo Reserven vorhanden sind. Wenn diese erschöpft sind, was je nach Mensch nach einigen Tagen oder Wochen der Fall sein wird, kann die normale Blutzusammensetzung nicht mehr aufrechterhalten werden. Es werden sich dann Mängel herausbilden, aus denen schwere körperliche Beschwerden und tiefe Bewusstseinsveränderungen resultieren können.

Wenn man statt des Fastens eine Mono-Diät befolgt, also eine Diät, bei der man nur eine einzige Art von Nahrungsmitteln verzehrt, zum Beispiel nur Äpfel oder nur Weintrauben oder nur Karotten, so hat der Körper seltsamerweise mehr Mühe, eine normale Blutzusammensetzung aufrechtzuerhalten, als wenn er gar kein Nahrungsmittel erhalten würde. Das kommt daher, dass sich die verschiedenen Nahrungsmittel ergänzen und untereinander ausgleichen. Die Zufuhr alkalischer Lebensmittel gleicht zum Beispiel den Einfluss saurer Lebensmittel aus, der Einfluss sehr süßer Nahrungsmittel wird durch salzige Nahrungsmittel im Gleichgewicht gehalten usw.

Wenn nur ein einziges Lebensmittel verzehrt wird, wie es bei Mono-Diäten der Fall ist, herrscht sein Einfluss vor und färbt die Blutausstrahlung stark. Um einen Ausgleich zu erreichen, muss der Organismus alle notwendigen Substanzen den eigenen Geweben entnehmen. Diese Aufgabe ist schwer zu erfüllen, denn es handelt sich nicht nur darum, die zur Wiederherstellung einer normalen Blutzusammensetzung benötigten Substanzen zu entnehmen, sondern außerdem darum, das Ungleichgewicht aufzuheben, das durch das im Übermaß genossene Lebensmittel verursacht wurde. Wenn dieses besonders stark ausgeprägte Charakteristiken besitzt, wird der Ausgleich kaum zu bewerkstelligen sein.

Ähnliche Konsequenzen haben auch die zahlreichen einschränkenden Diäten, bei denen anstelle von einem Lebensmittel nur eine sehr begrenzte Anzahl von Lebensmitteln eingesetzt wird. Die einschränkenden Diäten mit einseitigem Weglassen bestimmter Nahrungsmittel müssen also vorsichtiger gehandhabt werden als die verschiedenen Abwandlungen der Ernährung, bei denen es nur um eine Steigerung oder Verminderung der Nahrungsmenge geht.

Ein Ungleichgewicht in den Blutausstrahlungen tritt auch ein, wenn ein regelmäßig verzehrtes Lebensmittel plötzlich und endgültig aus der täglichen Ernährung herausgenommen wird. Die Schwierigkeit für den Körper besteht darin, ein Mittel zu finden, um die Ausstrahlung zu ersetzen, die bisher von diesem Lebensmittel unterstützt wurde. Unheilvoll kann es sein, wenn diese Ausstrahlung nicht durch ein anderes Lebensmittel oder eine Kombination von anderen ersetzt werden kann. Wenn man nur in chemischen Begriffen denkt, ist es mit Sicherheit immer möglich, eine Kombination von Lebensmitteln zu finden, die alle Vitamine, Proteine, Fette usw. des fehlenden Lebensmittels enthält. Aber die Praxis zeigt, dass diese Ersatzlösung nicht genügt. Die Lebensmittel sind mehr als die Summe ihrer chemischen Bestandteile. Sie besitzen eine besondere Art, eine eigene Ausstrahlung.

Vegetarismus und Blutausstrahlung

Um das und die verschiedenen daraus folgenden

Tatbestände zu erklären, nehmen wir als Beispiel das Fortlassen des Fleisches, von dem heute viel gesprochen wird und dessen Folgen leicht zu beobachten sind.

Das Interesse am Fleisch als Nahrungsmittel ist vor allem in der Aufnahme von Proteinen begründet, denn Fleisch ist sehr arm an Vitaminen und Mineralsalzen und darüber hinaus ist es reich an Toxinen. Chemisch gesehen ist Fleisch leicht durch den Verzehr von Milchprodukten und Eiern zu ersetzen. Jedoch bringt der Ersatz von Fleisch durch andere Lebensmittel dem Blut nicht, was Fleisch in seiner Ausstrahlung bringen könnte, wozu wahrscheinlich auch die im tierischen Fleisch enthaltenen Toxine gehören.

In den gleichen Gedankengang gehört der Hinweis, dass Getränke, die man bei Schlankheitsdiäten einsetzt, in konzentrierter Form dem Körper alle bekannten vom Organismus benötigten Substanzen zuführen, mit Sicherheit die Ernährungsbedürfnisse befriedigen und eine Gewichtsabnahme begünstigen, sie jedoch nicht fähig sind, die gleichen Blutausstrahlungen herbeizuführen, wie es die wirklichen Lebensmittel getan hätten. Obgleich alle Proteine, Vitamine, Mineralsalze usw. in den

Getränken vorhanden sein können, fehlen hier jedoch die »Energien« oder die »Schwingungen« der natürlichen Zitrone, der Karotten, des Käses usw.

Wie unser »Körperinstinkt« fähig ist, die verschiedenen Eigenschaften der Lebensmittel zu erkennen, ist in dieser Hinsicht aufschlussreich. Wenn wir müde sind und Bedarf an Zucker haben, essen wir nicht einfach irgendein zuckerhaltiges Nahrungsmittel. Manche von uns werden Rosinen wählen, andere Datteln, andere auch Äpfel. Diese drei Fruchtsorten können den Zuckerbedarf unseres Körpers befriedigen, aber sie sind nicht alle drei gleich gut geeignet, um in diesem Augenblick die gestörten Blutausstrahlungen wieder auszugleichen. Das sichere Gefühl unseres Körpers wird uns mehr zu den Rosinen als zu den Datteln führen, wenn die von den Rosinen hervorgerufene Ausstrahlung besser zu unserem Blut passt als die der Datteln.

Das instinktähnliche Gefühl lenkt uns nicht nur zu den von uns benötigten Lebensmitteln, sondern es schützt uns auch vor denen, die uns schaden, indem wir Abneigung oder Widerwillen dagegen verspüren. Die besonderen Ausstrahlungen der Lebensmittel sind also nicht austauschbar. Im Falle des Fleisches verursacht das Fortlassen auf Dauer ein Ungleichgewicht in den Blutausstrahlungen. Nach längerfristigen Beobachtungen ist die wichtigste Folge dabei nicht physischer, sondern psychischer Art. Der Geist hat dabei die Neigung, sich von der Materie zu lösen, weniger gut verankert zu sein und sich von materiellen Dingen abzuwenden. Dieser Zustand dauert so lange, wie kein Fleisch verzehrt wird, ändert sich jedoch erneut, sobald man es wieder zu sich nimmt.

Was hier gesagt wurde, gilt nur für jemand, der völlig auf Fleisch verzichtet, nachdem er zuvor regelmäßig Fleisch gegessen hat. Anders ist es bei Volksstämmen, die seit Jahrhunderten Vegetarier sind. Bei ihnen ist es der Körper gewohnt, ohne Fleisch auszukommen. Die Blutausstrahlung ist vollkommen normal dank der Wirkung anderer Nahrungsmittel. Gewiss wird ihr die »Färbung« fehlen, die das Fleisch ihr hätte geben können, und das wird auch Auswirkungen auf den Geist haben. Aber wie wir gesehen haben, sind diese Folgen nicht ohne Sinn, nicht ohne Beziehung zu den Charakteristiken des betreffenden Volkes.

Es ist auch von Bedeutung, wie abrupt

beziehungsweise über welchen Zeitraum hinweg eine Nahrungsumstellung erfolgt.

Langsame und allmähliche Veränderungen werden besser vertragen als plötzliche und endgültige Umstellungen. Letztere haben gewiss deshalb einen günstigen Einfluss auf den Organismus und auf den Geist, weil diese rasch auf die neue Situation reagieren müssen, doch die gute Wirkung hält nicht an. Auf Dauer zeigen sich die Nachteile der Mängel, und diese bleiben vorherrschend. Der Übergang von einer Ernährung mit Fleisch zu einer vegetarischen Kost – die an sich wünschenswert ist – ist innerhalb des kurzen Zeitraums von nur einer Generation nicht ohne Schaden möglich. Die Veränderungen müssten sehr allmählich im Laufe mehrerer Generationen durchgeführt werden, damit die Körper durch Anpassung und Erbübermittlung allmählich die Fähigkeit entwickeln können, trotz fleischloser Ernährung eine günstige Blutausstrahlung zu gewährleisten.

Der Erdenkörper passt sich den Veränderungen aufgrund seiner gröberen Beschaffenheit nur sehr viel langsamer an, als es die feineren Körper oder der Geist tun. Jedoch kann er sich trotz dieser Langsamkeit an alles gewöhnen, wenn man ihm Zeit dafür gibt. Ein historisches Beispiel: Manche Könige hatten aus Angst, an Gift zu sterben, ihren Organismus an Gift gewöhnt, indem sie es regelmäßig in sehr kleinen Dosen zu sich nahmen, die sie ganz allmählich erhöhten. Schließlich waren sie in der Lage, Giftmengen zu vertragen, die über der normalerweise tödlichen Dosis lagen. Genauso ist es mit Zigaretten. Die ersten Zigaretten machen den Raucher für gewöhnlich krank. Er hüstelt, leidet an Kopfschmerzen und Übelkeit. Aber wenn er weiter raucht, »verträgt« er letztlich 20 oder 30 Zigaretten am Tag.

Der Körper kann sich an alles gewöhnen, man muss ihm nur Zeit dazu lassen. Das gilt in zweifacher Hinsicht: wenn man etwas hinzufügt oder weglässt. Der abrupte Entzug, sogar eines Giftes wie des Tabaks, wird nicht gut vertragen, denn er bringt den ganzen Organismus in ein Ungleichgewicht. Er ist nicht mehr in der Lage, seine »normale« Blutausstrahlung aufrechtzuerhalten. Die Beschwerden und die physischen und psychischen Qualen, die Alkohol- oder Drogenabhängige bei der Entgiftung erleiden, bezeugen den Umfang dieses Ungleichgewichtes. Das plötzliche und endgültige Fortlassen von Fleisch oder irgendeines für schlecht gehaltenen Nahrungsmittels, wie es heutzutage bei den verschiedensten Sonderformen der Ernährungsgewohnheiten oft geschieht, verursacht zwar nicht so auffallende und heftige Störungen wie die Entwöhnung von drogenabhängigen Menschen, doch sind die Unausgeglichenheiten ebenso deutlich, wenn auch weniger auffallend.

Glühende Verteidiger der vegetarischen Ernährung lieben es, zur Rechtfertigung ihrer Ideen das Beispiel der Löwen anzuführen, die ihre Aggressivität verloren, nachdem sie kein rotes Fleisch mehr in ihrem Futter erhielten und hauptsächlich mit Gemüse und Getreide ernährt wurden, dem nur geringe Anteile an weißem Fleisch zugesetzt waren. Diese Fälle sind interessant, denn sie erklären vortrefflich, was von den Blutausstrahlungen gesagt wurde.

Das völlige Weglassen von rotem Fleisch verändert stark die Blutausstrahlung der Löwen, obwohl die Nahrung noch geringe Mengen von weißem Fleisch enthielt. Diese ließ sie nicht mehr in gewohnter Weise reagieren. Sie verloren also ihre Angriffslust dem Menschen gegenüber, sie wurden ruhig und friedfertig. Ebenso werden Jagdhunde auch weniger angriffs- und jagdlustig. Demgegenüber zeigt das völlige Fortlassen von Fleisch nicht diese Wirkungen. Im Gegenteil, die Hunde werden wieder angriffslustig und beginnen erneut zu jagen, um ... das Fleisch zu finden, dessen ihr Körper bedarf, damit eine normale Blutausstrahlung erhalten bleibt!

Jedes Lebensmittel, an das der Organismus gewöhnt ist und das ihm die Natur in seinem Lebensraum bietet, ist vorteilhaft und darf in einem bestimmten Mengenanteil und entsprechender Häufigkeit zur Ernährung gehören. Die Natur, und infolgedessen der Schöpfer der Natur, bietet uns eine ganze Palette von Nahrungsmitteln, um uns zu ernähren. Der Mensch kann nur einen Fehler begehen, wenn er bestimmte davon zurückweist, weil sie nicht seinen besonderen Vorstellungen von einem idealen Nahrungsmittel entsprechen.

Nahrungsmittel nicht entarten

Die uns von der Natur gebotenen Lebensmittel müssen in unserer Ernährung Verwendung finden. Aber auch hier ist die Hauptsache, dass sie so sind, wie die Natur sie uns bietet. Die Art, in der wir unsere Sprache gebrauchen, täuscht uns. Wenn wir zum Beispiel sagen, dass Karotten gut für die Gesundheit sind, glauben wir leicht, dass jegliche Karotte eine günstige Wirkung hat. Nun aber kann allein der Ausdruck »Karotte« sehr unterschiedliche Dinge bezeichnen. Die Analyse des Inhalts einer in industrieller Weise mit Kunstdünger und unter Einsatz verschiedenster Insektizide und anderer chemischer Mittel kultivierte Karotte zeigt nur geringe Ähnlichkeit mit dem einer biologischen Karotte, die mit Kompost und natürlichem Dünger behandelt und in einem natürlichen Boden kultiviert wurde.

Die Ergebnisse einer Studie, die über einen Zeitraum von zwölf Jahren mit dem Ziel durchgeführt wurde, die Unterschiede in der Substanz von organisch und chemisch gedüngtem Gemüse zu bestimmen, haben gezeigt, dass das biologisch kultivierte Gemüse durchschnittlich 18 Prozent mehr Proteine und Kalium, 28 Prozent mehr Vitamin C, zehn Prozent mehr Kalzium, 13 Prozent mehr Phosphor und 77 Prozent mehr Eisen enthielt. Die Auswirkungen dieser beiden unterschiedlich kultivierten Gemüse auf die Blutausstrahlung werden sehr verschieden sein.

Was hier gesagt wurde, trifft genauso auf die tierischen Produkte zu: Fleisch, Milch, Eier. Wenn die Zuchttiere, Kühe oder Hennen, natürlich ernährt werden, sich in frischer Luft und in der Sonne aufhalten können, haben ihr Fleisch, ihre Milch und ihre Eier einen anderen Inhalt – und Geschmack –, als wenn die gleichen Tiere in geschlossenen oder halb geschlossenen Ställen aufgezogen und mit Spezialfutter ernährt werden, damit sie schnell an Gewicht zunehmen. Zum Beispiel ist der Anteil an ungesättigten Fettsäuren im Fett von natürlich aufgezogenen Rindern 33 Mal höher als in dem der Kühe aus der Intensivhaltung!

Aber die Produktionsmethoden in der Landwirtschaft und der Viehzucht sind nicht allein für die veränderte Qualität der Nahrungsmittel verantwortlich. Wir denaturieren unsere Lebensmittel auf verschiedenste Weise, sei es, indem wir ihnen einen Teil ihrer natürlichen Inhaltsstoffe entziehen, sei es durch den Zusatz von Substanzen, die normalerweise nicht in ihnen enthalten sind.

Bei der Denaturierung durch Entzug werden die Nahrungsmittel eines Teiles ihrer Proteine, Mineralien oder Vitamine beraubt, nicht zu dem Zweck, ihre Qualität zu erhöhen, sondern um ein in der Herstellung rentableres Produkt zu erhalten, das sich besser haltbar machen lässt, besser aussieht und sich daher leichter verkaufen lässt. Die drei von diesen Maßnahmen am meisten betroffenen Lebensmittel sind Getreide, Öle und Zucker.

Getreide enthält einen außerordentlichen Reichtum an Nährstoffen in der äußersten Hülle des Getreidekorns in Form von Spurenelementen, Mineralien, Vitaminen, Proteinen, Enzymen usw. Unglücklicherweise ist es gerade diese äußerste Schicht, die beim Durchsieben entfernt wird, um weißes Mehl zu erhalten, welches sich sehr lange hält und dann Brot, Teigwaren, Pasteten, Plätzchen und Kuchen mit einer anziehenderen Färbung ergibt. Man kann leicht den unterschiedlichen Einfluss von Vollkornmehl und weißem Mehl auf die Blutausstrahlung ermessen, wenn man weiß, dass Vollkornmehl im Vergleich zu weißem Mehl dreimal mehr Vitamin B1, sechsmal mehr Magnesium, 13 Mal mehr Eisen und 33 Mal mehr Kalium enthält.

Die für die Ernährung bestimmten Öle enthalten, wenn sie kalt gepresst werden, alle ihre kostbaren Inhaltsstoffe. Werden sie warm und mithilfe von Lösungsmitteln gepresst, danach geklärt, entsäuert, entfärbt und geruchlos gemacht, wie es heutzutage oft der Fall ist, wird ihnen alles außer dem Fett entzogen.

Der Unterschied in den Inhaltsstoffen von raffiniertem weißem Zucker und vollwertigem Zucker, der durch einfaches Verdampfen von Zuckerrohr- oder Zuckerrübensaft gewonnen wird, ist ebenfalls gewaltig. Vollwertiger Zucker enthält Proteine und Vitamine, während weißer Zucker praktisch nichts davon besitzt. Vollwertiger Zucker enthält mindestens fünfmal mehr Kalzium, 30 Mal mehr Eisen, 46 Mal mehr Phosphor, 100 Mal mehr Magnesium und 200 Mal mehr Kalium als raffinierter Zucker.

Wenn der Verlust an Nährwerten bei diesen Grundnahrungsmitteln bereits wichtige Auswirkungen auf die Gesundheit des Körpers hat, wie unheilvoll werden dann erst die Auswirkungen auf die Blutausstrahlung und die Möglichkeiten des Geistes sein? Aber zu den Folgen dieser Denaturierung der Nahrungsmittel durch Entzug wertvoller Bestandteile kommen noch die Folgen durch den Frevel des Hinzufügens. Es gibt Tausende von Stoffen als Zusatz, die in der Nahrungsmittelindustrie verwendet werden, wie Farbstoffe, Antioxidationsmittel, Konservierungsmittel, Emulgatoren, Geliermittel, Verdickungsmittel, Antiverklumpungsmittel, Geschmacksverstärker usw.. Manche dieser Zusatzstoffe sind vollkommen unschädlich, wie der Rote-Rüben-Saft, um Erdbeerjoghurt zu färben, andere sind bekannte Gifte, die man in Mengen, die als harmlos für die körperliche Gesundheit angesehen werden, einsetzt.

Wer kann sagen, welchen Einfluss alle diese verschiedenen Substanzen auf die Blutausstrahlung haben? Nicht nur im Einzelnen, sondern auch noch in der Kombination miteinander? Die Auswirkungen dürften mit Sicherheit nicht günstig sein, denn viele dieser Substanzen sind in den biologischen Ernährungszyklen durchaus nicht vorgesehen, wie zum Beispiel die zahlreichen Medikamente, Schlafmittel, Beruhigungsmittel, Schmerzmittel usw., die heutzutage in Mengen eingenommen werden.

Um dem Körper die besten Möglichkeiten zu geben, damit er gesundes und in segensreicher Art ausstrahlendes Blut bilden kann, müsste man vor allem biologisch angebaute, nicht raffinierte Lebensmittel zu sich nehmen, die frei von Zusatzstoffen sind. Eine abwechslungsreiche (aus der Gegend stammende) und biologische Kost ist das beste Mittel, unserem Geist alle grundlegenden Blutausstrahlungen zu bieten, die er braucht.

Wenn diese Regel für alle gesunden Menschen gilt, so genügt sie doch nicht für Menschen, die Krankheiten haben, die mit der Blutausstrahlung zusammenhängen, wie zum Beispiel Psychosen, Besessenheit usw.

Nun werden wir das Gebiet der Ernährung verlassen, um uns der Therapie zuzuwenden. Im Zusammenhang mit besonderen Behandlungsweisen wurde in der Gralsbotschaft gesagt (siehe Zitat auf Seite 161), dass man *»kein festes Schema«* auf diesem Gebiet aufstellen darf, denn *»der Vorgang ist bei jedem Menschen ganz verschieden«*.

Ohne den Rahmen der zu unternehmenden Untersuchungen einengen zu wollen, wäre es angesichts des sehr individuellen Charakters jedes einzelnen Falles der richtige erste Schritt, die Ernährung des betreffenden Menschen zu überprüfen. Woraus bestehen die einzelnen Mahlzeiten des Tages? Welche Lebensmittel werden gegessen und welches sind die Getränke? In welchem Verhältnis zueinander werden sie im Einzelnen zu sich genommen? Gibt es unter ihnen ein Ungleichgewicht?

Welche Nahrungsmittel oder Arten von Nahrungsmitteln sind am stärksten vertreten? Welche werden nur wenig oder überhaupt nicht eingenommen? Sind die Nahrungsmittel raffiniert oder vollwertig, aus biologischem Anbau oder nicht, reich an Zusatzstoffen oder nicht, aus der Gegend oder aus dem Ausland, hauptsächlich roh oder gekocht? Werden die Mahlzeiten regelmäßig eingenommen oder werden sie oft übersprungen? Wird zwischen den Mahlzeiten genascht? usw. usf.

Von diesen Gegebenheiten ausgehend, könnte man Pläne entwickeln, wie die Ernährung verändert werden sollte. Diese Veränderungen, die jedoch nicht übertrieben werden dürfen, um Ungleichgewichte zu vermeiden, sollten ausreichend sein, um einen Wechsel in den Blutausstrahlungen herbeizuführen.

Es gibt grundsätzlich zwei Möglichkeiten, eine Ernährungsumstellung zu erreichen: indem man die Nahrungsmenge erhöht oder sie verringert. Man führt in die Ernährung das Lebensmittel ein, das niemals verzehrt wurde, man erhöht die Menge des wenig verzehrten, wie auch des Nahrungsmittels, von dem besonders das Blut Gewinn haben soll. Man erhöht die Mengen, indem man entweder die Menge des betreffenden Nahrungsmittels pro Mahlzeit erhöht oder auch, indem man die Häufigkeit seiner Einnahme steigert. Zum Beispiel wird man das Nahrungsmittel täglich in die Zusammensetzung der Lebensmittel einbeziehen, anstatt ein- oder zweimal in der Woche.

Demgegenüber wird man ein Nahrungsmittel, das einen zu großen Platz in der Ernährung einnimmt, reduzieren. Wenn seine Besonderheiten nicht günstig für das Blut sind, neutralisiert man sie mit einem Lebensmittel, das entgegengesetzte Charakteristiken besitzt, oder man mildert sie, indem die verzehrten Mengen vermindert werden. Die Verringerung kann den einzelnen Fällen entsprechend stärker oder schwächer sein.

Die Einschränkungen bei der Ernährung können ein oder mehrere Lebensmittel betreffen. Bei manchen Menschen sind die Einschränkungen sehr wirksam, während sie bei anderen unter Umständen eine unheilvolle Auswirkung haben. Alles hängt davon ab, ob die Ursache der Unausgewogenheit in der Blutausstrahlung von einem Mangel oder einem Zuviel herrührt. Im Falle von Mangel muss man besonders darauf achten, den Patienten richtig zu ernähren, indem man die fehlenden Nahrungsmittel zusetzt, ohne unbedingt irgendetwas fortzulassen.

Die möglichen Ursachen für die Störung der Strahlungen sind so zahlreich, dass man manchmal auch gleichzeitig einige Nahrungsmittel weglassen und andere verstärkt einsetzen oder abwechseln muss, um während der Zeit der gegensätzlichen Diäten die Strahlungen auszubalancieren und ins Gleichgewicht zu bringen. Keine Möglichkeit darf von vornherein ausgeschlossen werden, um die Ernährungsart zu finden, die in jedem einzelnen Fall angebracht ist, und um sie im Dienste der Entwicklung anzupassen. Welche Blutausstrahlungen der Geist benötigt, wird immer verschieden sein und wird mitbestimmt von dem jeweiligen Zustand des Geistes.

Die therapeutischen Ernährungsregulierungen sind auch nicht so ungefährlich, wie sie auf den ersten Blick erscheinen, und dürfen auch nur von dazu Befugten verordnet werden.

Dass es einen Schlüssel gibt, um auf dem Wege über die Ernährung auf die Blutausstrahlungen einzuwirken, wird in der Gralsbotschaft gesagt. Es bleibt nur zu ergründen, auf welche Weise er zu gebrauchen ist, und ihn folgerichtig bei der Erforschung dieses noch wenig erkundeten Gebietes einzusetzen.

Parallel zu einer mit Augenmaß und Vernunft vorgenommenen Umstellung der Ernährung und angesichts der vorrangigen Bedeutung, die Organe wie Leber und Nieren auf die Zusammensetzung und Reinigung des Blutes haben, können ebenfalls Kuren mit Heilpflanzen für die Leber- und Nierentätigkeit angewendet werden, um zur Gesundung der Blutausstrahlungen beizutragen. Solche Kuren bestehen darin, regelmäßig vor den Mahlzeiten einen Aufguss von leberwirksamen Pflanzen wie Löwenzahn, Rosmarin, schwarzem Rettich ... oder »Nieren«-Pflanzen wie Kirschenstiele, Goldrute, Birke ... einzunehmen. Diese Pflanzen (die auch in Form von Tropfen oder Kapseln eingenommen werden können) tragen zur Verbesserung der Blutausstrahlung bei, indem sie dem Blut helfen, sich von belastenden Ablagerungen zu befreien.

Die Ernährung kann nicht alles

Manche Leute werden vielleicht denken, dass wir versuchen und vorgeben, den Menschen und dadurch die Welt über den Umweg der Ernährung zu ändern. Das ist jedoch nicht der Fall. Das Ziel ist nicht, den Menschen zu ändern, sondern ihm zu helfen, sich selbst zu ändern. Und um diese Veränderungen zu erleichtern und zu begünstigen, aber auch, um sie überhaupt zu ermöglichen, ist eine Einwirkung auf die Blutausstrahlungen vorteilhaft.

Gewiss, der Geist kann die Blutausstrahlung selbst verändern, indem er seine Haltung wandelt, aber die Selbsterkenntnis und das Einnehmen einer neuen inneren Haltung ist sehr viel schwieriger, wenn die Blutausstrahlungen ungünstig sind, weil der Geist dann nicht nur gegen seine eigenen Schwächen, sondern auch gegen die nachteilige Blutausstrahlung ankämpfen muss.

Die Blutausstrahlung eines Geistes, der sich ändern will, ist ja noch nicht umgewandelt und besitzt daher noch alle Eigentümlichkeiten, die der Geist gerade hinter sich lassen will. Die Veränderung der Blutausstrahlungen durch die Ernährung in dem gewollten Sinne erleichtert demgegenüber die Wandlungsmöglichkeiten des Geistes, denn die veränderten Blutausstrahlungen unterstützen das Aufblühen.

Die Verwandlung der Blutausstrahlungen ist also eine Hilfe bei der Veränderung, aber sie ist nicht gleichzeitig die Verwandlung des Geistes. Dieser könnte sich im Übrigen trotz der ihm durch die Blutausstrahlungen gewährten Unterstützung auch entscheiden, sich nicht innerlich zu ändern. In diesem Fall würde die Blutausstrahlung zwar die Voraussetzung für die Wandlung geben, aber sie kann nicht stattfinden, weil der Geist sie nicht für sich nutzt.

Zur Verdeutlichung wollen wir ein Beispiel aus den zahlreichen Ernährungstests anführen, die in amerikanischen Gefängnissen durchgeführt wurden. Um den Wert einer ausgeglichenen und natürlichen, im Vergleich zu der für gewöhnlich dürftigen und denaturierten Nahrung des amerikanischen Durchschnittsbürgers zu testen, wurde den Gefangenen anstelle ihrer gewöhnlichen Mahlzeiten, die aus viel Fleisch, Brot und Teigwaren aus raffiniertem Mehl, raffinierten Ölen, verkochtem Gemüse, industriell erzeugter Limonade und raffiniertem Zucker bestanden, eine Kost verabreicht, die reich war an Früchten, Gemüse, Getreide, Vollkornbrot, Milchprodukten und Zusätzen von Vitaminen und Mineralien.

Das Ergebnis nach einigen Wochen der Ernährungsumstellung war, dass die Gefangenen im Allgemeinen weniger aggressiv, nicht mehr so aufgeregt, rauflustig und gewalttätig waren, sondern sehr viel ruhiger, entspannter, fröhlicher und ausgeglichener. Da sie sich so viel wohler in ihrer Haut fühlten, baten die Gefangenen selbst, dass die neue Kost von nun an zu ihrer täglichen Nahrung werden sollte.

Es wäre falsch, aus diesem Beispiel zu folgern, dass die Gefangenen keine Verbrechen mehr begehen würden, wenn sie ihre neue Ernährungsweise beibehalten und zu diesem Zeitpunkt des Experimentes freigelassen würden. Es hängt ja nur von ihrer eigenen Entscheidung ab, ein Verbrechen auszuführen. Jedoch, und das ist ein sehr wichtiger Punkt, die Umstände, unter denen dieser Entschluss getroffen würde, wären völlig andere. Der Betreffende wäre nicht von einer latenten Aggressivität, einem Unbehagen oder einer ständigen inneren Unruhe gequält, sondern würde die Vorteile einer gewissen Ruhe und eines inneren Gleichgewichts sowie – und das ist hoch zu bewerten – einer viel größeren Selbstbeherrschung gewinnen.

Die Anzahl der Vergehen aus dieser Verfassung heraus wäre wahrscheinlich viel geringer, denn diese Straffälligen würden sehr viel besser die Stimme ihres Gewissens hören, und ihre guten Entschlüsse wären viel leichter in die Tat umzusetzen. Die Blutausstrahlungen würden dazu beitragen, ihre Bemühungen zu unterstützen, anstatt sie zu erschweren; sie wären eher genauso ausgerichtet – und nicht entgegengesetzt. Sie würden ihnen viel bessere Möglichkeiten bieten, eine richtige und vernünftige Entscheidung zu treffen. In diesem Sinne wären sie eine wirkliche Hilfe für die Umstellung, die der Geist vornehmen will.

Genauso erstaunliche Ergebnisse wurden bei Schülern erzielt. Ihre gewöhnliche Mahlzeit von mittelmäßiger Qualität (zu fett, übermäßig gekocht, mangelhaft) wurde durch eine ausgewogene vitamin- und mineralreiche Kost ersetzt. Die Beobachtungen der Lehrer zeigten, dass die Kinder viel leichter zu behandeln waren, aufgeweckter wirkten und auch schneller lernten. Ihre Konzentration und ihre Aufmerksamkeit waren besser. Sie waren fröhlicher, weinten weniger und prügelten sich weniger.

Kinder, die vorher schwierig gewesen waren, besserten sich. Im Allgemeinen waren sie seltener krank und mussten nicht so oft im Unterricht fehlen.

Die Hilfe, die in der Veränderung der Blutausstrahlung liegt, war hier ebenfalls offenbar. Da sie konzentrierter und aufmerksamer waren und gut miteinander umgingen, konnten die Schüler viel besser arbeiten und lernen. Niemand war durch die neue Kost intelligenter geworden, aber jeder konnte nun seine Fähigkeiten und Möglichkeiten entfalten, ohne dass diese durch entgegengesetzte Blutausstrahlungen behindert, verringert oder blockiert wurden.

Auch ein Mensch, der sich geistig entwickeln will, kann bewusst die segensreichen Folgen spüren, wenn er in aufbauender Weise auf seine Blutausstrahlung einwirkt.

> *»Es wird gerade dies«*, schreibt der Verfasser der Gralsbotschaft, *»zu einer der größten und einschneidendsten Hilfen der Ärzte für die ganze Menschheit werden; denn die Wirkungen darin sind so vielfältig, daß die Völker bei richtiger Handhabung in sich aufblühen müssen zu herrlichstem Wollen und Können, da*

sie ihre ganze Kraft zu entfalten fähig werden, die nicht zur Vernichtung drängt, sondern zum Frieden und dankerfüllten Lichtwärtsstreben.«

(Vortrag »Das Blutgeheimnis«)

Nachwort

Über eine gute Blutausstrahlung zu verfügen, bedeutet für den Geist die beste Möglichkeit zum irdischen Wirken. Gute Blutausstrahlungen ermöglichen eine feste Verbindung zwischen Geist und Körper. Sie reflektieren die Wirklichkeit unverbogen, erzeugen einen starken Widerhall der Erlebnisse und Erfahrungen des Geistes und erleichtern so seine Wahrnehmung und Wirkungsmöglichkeit im Leben.

Angesichts der augenblicklichen Lage kann das bereits als ungeheuer viel erscheinen, aber es ist in Wirklichkeit weitgehend ungenügend, um sich geistig zu entwickeln, was der Geist nur tut, wenn er in Liebe, Rücksichtnahme, Würde, Edelmut und Schönheit handelt. Auf diese Weise verfeinert und entwickelt er sich, um endlich eines Tages zu seinem Ausgangspunkt zurückkehren zu können: die geistige Ebene oder das Paradies.

Eine gute Blutausstrahlung stellt eine gute Brücke, ein gutes Werkzeug und eine Stütze für den Geist dar, aber nicht mehr. Der Geist muss erst noch lernen, sie richtig zu nutzen.

Literaturverzeichnis

- **Abd-ru-shin**
  Im Lichte der Wahrheit, Gralsbotschaft
  Verlag der Stiftung Gralsbotschaft, Stuttgart

- **Jean du Chazaud**
  Ces glandes qui nous gouvernent ou l'immense influence des glandes sur le comportement
  Editions Equilibre Aujourd'hui, Flers, France

- **Adele Davis**
  Let's eat right to keep fit
  Penguin Books of Canada

- **Hertha Hafer**
  Die heimliche Droge Nahrungsphosphat – Ursache für Verhaltensstörungen, Schulversagen und Jugendkriminalität
  Decker und Müller Verlag, Heidelberg

- **Dr. Michael Lesser**
  The brain chemistry diet: the personalized prescription for balancing mood, relieving stress, and conquering depression, based on your personality profile
  Penguin Putnam Inc., New York, USA

- **Marie Métrailler**
  La poudre de sourire
  Editions l'Age d'Homme, Lausanne, Suisse

- **Raymond Moody**
  Leben nach dem Tod
  Rowohlt Verlag, Reinbek bei Hamburg

- **Carl C. Pfeiffer**
  Nutrition and mental illness: an orthomolecular approach to balancing body chemistry
  Healing Art Press, Rochester, Vermont, USA

- **Alexander Schauss**
  Diet, Crime and Delinquency
  Parker House, Berkeley, California, USA

- **Ian Stevenson**
  Wiedergeburt, Kinder erinnern sich an frühere Erdenleben
  Aquamarin-Verlag

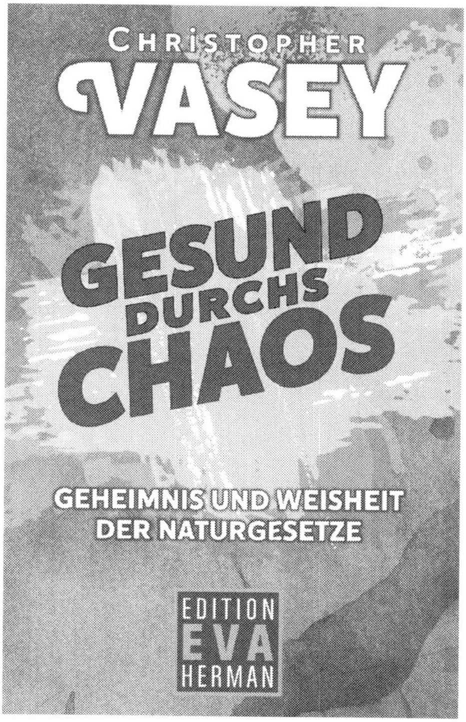

Christopher Vasey
Gesund durchs Chaos

Als Taschenbuch mit 198 Seiten
und als eBook erhältlich

Edition Eva Herman
ISBN: 978-1-9990215-6-6

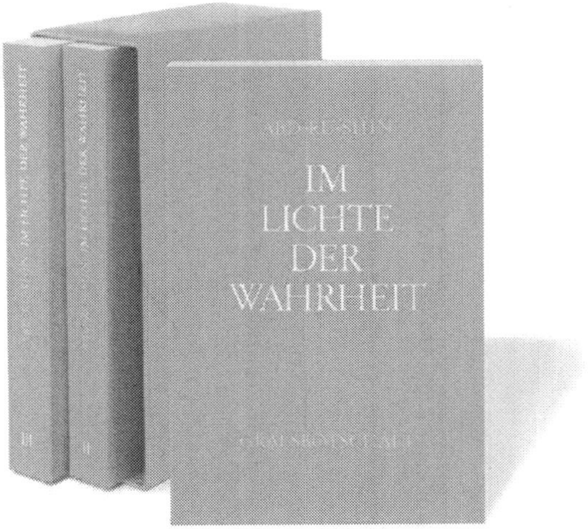

Abd-ru-shin
Im Lichte der Wahrheit
Gralsbotschaft

Verlag der Stiftung Gralsbotschaft, Stuttgart
www.gralsbotschaft.org
ISBN: 978-3-8786-0650-5

Der Geist kommt aus d. geistg. Ebene = Paradies
der Körper aus d. irdischen Ebene. 42
> Körper entmineralisiert pH-Wert wichtig 49
> Blut bildet d. Brücke für Tätigkeit d. Geistes auf 58
der Erde
Phosfat 111
115
Magnesium Mangel
Körper Einführen geht nicht 146
Milz - Ernährung 162
Weißmehl vs Vollkorn 183
Vollwertiger Zucker visaVIS 184
Weissem
Leberwirksame Pflanzen 190
— Ernährung v. Verbrechern 193
Agressivität abbauen
Blutausstrahlung und Astralkörper Aus- 55
strahlung bilden die Brücke für d. Geist
Ausstrahlung abhängig v. Zusamensetzung 57
der Bluter
Jedes Blut ist einmalig 64
Müdigkeit 69
Geist = Seele 75
Retorten-Baby geht nicht 88
Genetischer Code betr. nur Körper 89
) Glukose im Blut sollte 100 Milligr./Mililiter 103
Darunter z.B. 60 = erschöpft, Energielos Probleme

Printed in Great Britain
by Amazon

50655478R00123